艾金长　陈嘉滢　主编

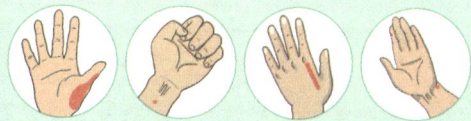

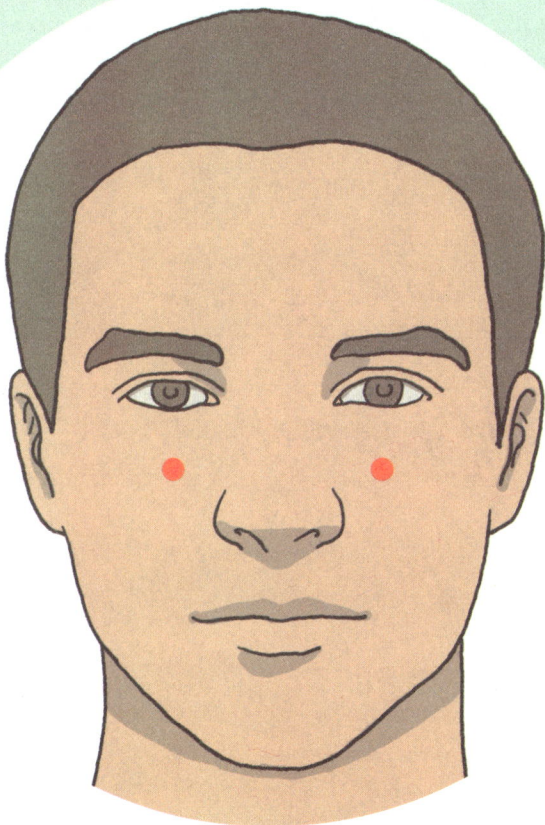

彩图版

经络穴位按摩大全

贵州科技出版社
·贵阳·

图书在版编目（CIP）数据

经络穴位按摩大全：彩图版 / 艾金长，陈嘉滢主编 .
贵阳：贵州科技出版社，2024.8. -- ISBN 978-7-5532-
1356-9

Ⅰ . R224.1-64

中国国家版本馆 CIP 数据核字第 20249H2E02 号

经络穴位按摩大全　彩图版
JINGLUOXUEWEI ANMODAQUAN　CAITUBAN

出版发行	贵州科技出版社
地　　址	贵阳市中天会展城会展东路 A 座（邮政编码：550081）
网　　址	https://www. gzstph.com
出 版 人	王立红
责任编辑	施　雯
封面设计	黄　辉
经　　销	全国各地新华书店
印　　刷	三河市兴达印务有限公司
版　　次	2024 年 8 月第 1 版
印　　次	2024 年 8 月第 1 次
字　　数	209 千字
印　　张	12
开　　本	787 mm×1092 mm　1/16
书　　号	ISBN 978-7-5532-1356-9
定　　价	69.00 元

编委会名单

主　　编　艾金长　陈嘉滢

副主编　陈彩萍　裴　华　王鹏飞　杨景海　宁迪敏

编　　委　魏献波　周　芳　吕凤涛　王　俊　王丽梅

　　　　　徐　娜　王忆萍　戴　峰　邹智峰　卢立东

　　　　　王郁松　谢　言　戴　军　董　萍　鞠玲霞

　　　　　赵卓君　李俊勇　李　惠　郑小玲　马　楠

　　　　　赵梅红　黄　红　杨冬华　李建军　冯　倩

　　　　　叶　红　余海文　王　庆　张　坤　齐　菲

　　　　　卢　军　王梅红　杨江华　孙　宇　周　涵

　　　　　田大虎　陈朝霞　耿赫兵　高楠楠　赵白宇

图片提供　谢　宇　裴　华

近年来，随着社会的持续进步和科学技术的飞速发展，人们的自我保健意识日益增强，对健康长寿的追求也越发强烈，因此更加注重运动锻炼和养生保健。中医经络穴位按摩作为养生保健重要的一项内容，为了让更多读者更好地了解并正确应用经络穴位按摩来达到养生保健的目的，我们特别邀请了资深专业人士，精心撰写了这本《经络穴位按摩大全　彩图版》，以确保内容的权威性和实用性。

中医的经络穴位按摩是前人留给我们的珍贵遗产，对人体健康有益是不容置疑的。那么穴位究竟是什么？经络穴位按摩又是什么？对怎样的症状有效？又该如何进行操作呢？

穴位是针灸的刺激点，学名叫腧穴，是经络与气血在体表的特定反应点，既能够反映体内气血的病理变化，也能够反映体内脏腑的病理变化，同时也是针灸、推拿、按摩等疗法的施术部位。现代研究发现，通过按压等手法按摩穴位，能够促进能量（气血）的流动，刺激穴位区域的神经和组织，激活身体的自愈机制，增强自愈力及免疫力，促进内脏器官功能的协调，使身体更加强健。

人体"正经"的经络有12条，左、右对称分布。另外，身体正面中央有"任脉"，背面中央有"督脉"，所以共14条经络纵贯全身。这些经络上分布着众多穴位，传统中医文献中记载的穴位数有720个。通过按摩特定的穴位，可以达到调整与经络相通的对应脏腑、组织器官功能的目的。当我们按压某个穴位时，就会促进所属经络的气血运行，通过神经传导机制，促使淋巴液、血液等循环更加通畅，从而改善相关部位的生理功能，改善人体的健康状况。

经络穴位按摩是中医独有的养生方式，是比较自然、绿色、健康、享受的养生方式，是可以自己在家操作的养生方式。通过对经络各个穴位的自我按摩，可以达到以下效果。

1. 改善急性症状，治疗慢性病

穴位按摩对牙痛、胃痛、头痛等急性症状有明显的缓解作用。同时，反复进行穴位按摩对慢性胃炎、腰痛等慢性病有辅助治疗的效果。

2. 预防疾病

西医讲究有病治病，中医则讲究如何防病。定期进行经络穴位按摩，能提高免疫力，预防疾病。

3. 增强体质

经络穴位按摩能够通过调节神经系统和免疫系统，促进气血循环，帮助免疫系统和神经系统维持在平衡状态。比如对因紧张而引起的过敏性肠炎，以及因免疫系统的过度反应而引起的粉刺等病症，经络穴位按摩都有显著的缓解效果。

4. 维持并促进健康

与服用药物不同的是，穴位按摩即使在身体状况不佳时也能进行。每周进行2～3次穴位按摩能够起到维持、促进身体良好状态的作用。

5. 消除疲劳

现代社会压力过大，身心容易疲劳。穴位按摩对调整自主神经功能、降低肌肉紧张、解除身心疲劳等有明显效果。

本书语言通俗，图片清晰，集知识性、文化性、趣味性于一体，适合广大读者用于自学和自我保健（特殊情况，请务必遵循专业医生的指导）！

本书在编辑过程中得到了很多专业人士的关心和指导，在此表示诚挚的感谢。

编委会

2024年春

目录

第四章
心理问题的穴位按摩调治

第五章
足部反射区按摩技巧

第六章
手部反射区按摩技巧

第一章

认识穴位

中医学上，穴位是针灸的刺激点，是经络与气血在体表的特殊反应点。穴位的学名叫腧穴。人体穴位主要有三大特性，一是经络之气输注于体表部位，二是疾病反映于体表部位，三是针灸、推拿、按摩等疗法的施术部位。穴位具有「按之快然」「驱病迅速」的神奇功效。科学按摩穴位能够激发人体细胞活力，延缓细胞的衰老过程，提高人体原本具有的自愈力及免疫力，提升内脏运作能力，使身体更加强健。

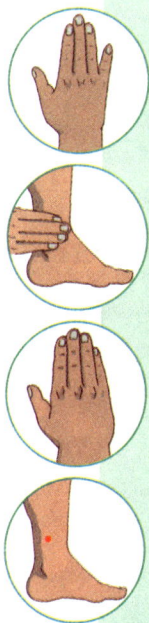

一、穴位按摩的五大功效

由于我们的脏腑通过经络与体表息息相通，所以脏腑的病变可通过经络反映到体表的经络和穴位上。人体"正经"的经络有 12 条，左、右对称分布。另外，身体正面中央有"任脉"，背面中央有"督脉"，所以共 14 条经络纵贯全身。按摩体表经络上特定的穴位，可以调整与经络相通的对应脏腑、组织器官的功能。当我们按压某个穴位时，就会促进其所属经络的气血运行，通过神经传导机制，促进淋巴液、血液等循环更加通畅，从而改善相关部位的生理功能。总之，没有哪一种疗法比穴位按摩更适宜作为家庭疗法的了。穴位按摩具有以下五大功效。

1. 提高免疫力

穴位受到按摩后，人体血液中的白细胞、淋巴细胞等免疫细胞的数量均会增加，也就是说，穴位按摩能够提高人体免疫力。

2. 促进新陈代谢

氧分和营养成分对细胞的新陈代谢来说是必需的。进行穴位按摩能够促进血液循环，为体内各组织提供更充分的氧分和营养成分，从而加快人体新陈代谢。

3. 促进血液循环

如果内脏等体内组织出现问题，就会给其周围的血液循环带来不良影响。穴位按摩通过按摩各反射区的穴位，能够调节人体功能，从而使不适症状消失，相关组织周围的血液循环恢复正常。

4. 调整自主神经平衡

进行穴位按摩能使按摩信号传入大脑，通过自主神经（交感神经和副交感神经）调节各组织功能。交感神经一紧张，末梢血管便收缩，皮肤的温度便下降。不过，一按摩穴位，交感神经的紧张就受到抑制，副交感神经便处于优势，它会使血管扩张，血液流动加快，皮肤温度上升，这就是按摩穴位让人感觉舒适的原因，由此使人的身心都处于放松状态。

反复按摩穴位能够激发自主神经，促使身体恢复正常状态。

5. 良性调节作用

（1）改善急性症状，治疗慢性病

穴位按摩对牙痛、胃痛、头痛等

急性症状具有缓解作用。同时，反复进行穴位按摩也有助于慢性胃炎、腰痛等慢性病的治疗。

（2）增强体质，预防疾病

西医讲究有病治病，中医则讲究如何防病。定期进行中医疗法中的穴位按摩能够提高人体免疫力，增强体质，预防疾病。

（3）保持并促进健康

与服用药物不同的是，穴位按摩在身体状况良好时也能进行。每周进行 2～3 次穴位按摩能够起到维持、促进身体健康的作用。

（4）消除疲劳

现代社会压力过大，身心容易疲劳。穴位按摩对调整自主神经平衡、降低肌肉紧张、解除身心疲劳等有明显效果。

二、找穴位小诀窍

为了迅速找出穴位，在操作前一定要了解一下人体骨骼的概况。要将人体骨骼结构图看 5 次以上，这样做并不是让人去背诵具体的人体骨骼名称，只要能知道身体的哪一部位是哪种骨骼存在即可，这样在寻找穴位时就相对容易许多。

其实在找穴位时也有一些小窍门。就

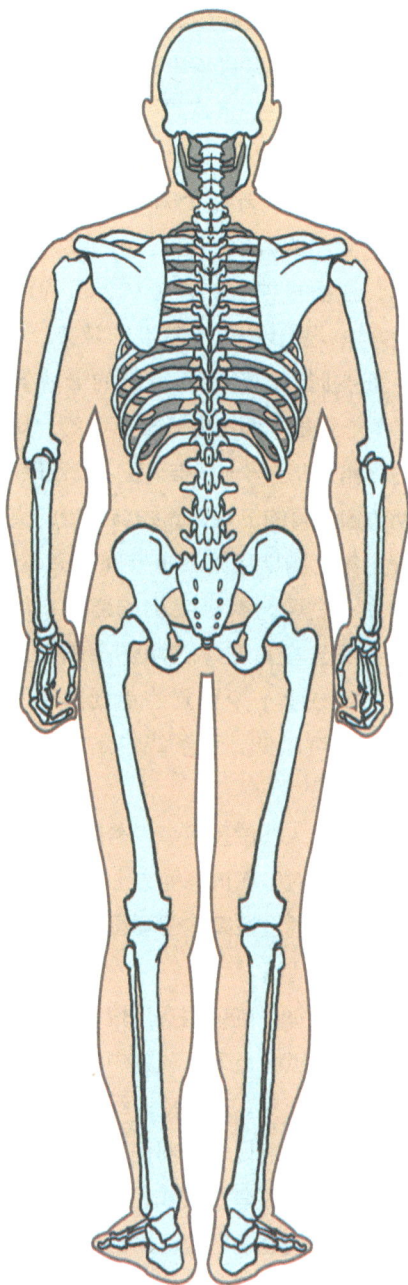

人体骨骼结构示意图

拿脊柱来说，脊柱是由颈部至臀部的椎骨组成，是构成贯穿身体中央的中轴，由上而下，构成脊柱的依次是颈椎（7个）、胸椎（12个）、腰椎（5个）、骶骨（1个）、尾骨（1个）。脊柱上有可从外部触摸得到的突出的骨骼，这是找穴位的重要依据。在找脊柱上的穴位时，可利用下面的方法，先找出作为基准的棘突。

低头时，脖子后面突出的一块骨骼就是第七颈椎。而第七颈椎下面的一块突出的骨骼，即是第一胸椎。若以线连接左、右两边肩胛骨的下端，此线与椎骨的交点正好是第七胸椎和第八胸椎间的突起处。腰的左、右两边有极突出的髂骨，用一条水平线连接其左、右两侧上端，这条线经过脊柱上一个重要的点则为第四腰椎棘突的突起处，这条线也是系腰带的位置。

穴位为人体的反应点，是向经络传导按摩的点，穴位在抗电能力上低于其周边部分。因此通过按摩穴位刺激经络相对容易，能舒经活络。

我们身体中的经络、穴位，包括那些归属于十二经脉及奇经八脉中任脉和督脉的腧穴遍布全身。轻抚这些经穴周围的皮肤，你可能会发现一些部位的肤质粗糙、苍白，偶尔还带有红色或灼热感，这些部位正是反应性强的穴位。用拇指及食指捏该部位会有刺痛感；再以指头轻轻按压其

他部位，找出有硬感的地方就是施治的穴位所在。穴位虽然位于连通人体的经络上，但是其大多数都有从体内到体表的纵深，在体表也占有一定的面积。

另外，因为足、腹等地方的体表穴位面积大，所以找穴位时即使有些不精确也没有关系。首先用手指按压，如果感觉到酸麻感或硬感甚至疼痛，则此处为穴位。

很多人都觉得找穴位很难，其实只要静下心，根据穴位所在的位置按下去，如果有以下2种感觉，就表示你找到了穴位。

1. 酸麻感

当我们按压穴位时，会出现轻微酸酸麻麻的感觉。

2. 硬感

以手指触摸，有硬块（硬结）。

三、手指测量法

每个人穴位的位置均相同，但是由于体格不同又必须按照个人的基准来找。同为一拇指宽，但由于人体自身的差别，就不能用别人的手指为自己找穴位。找穴位时，必须用自己的手指，也就是说要同身寸。

1. 一横（拇）指宽（1寸）

拇指第一关节的宽度。

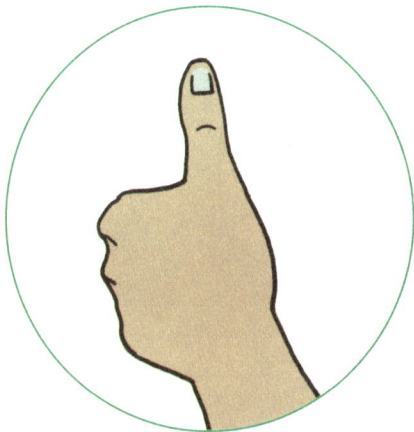

一横指宽（1寸）

2. 三横指宽（2寸）

食指、中指、无名指三指的第一关节的宽度总和。

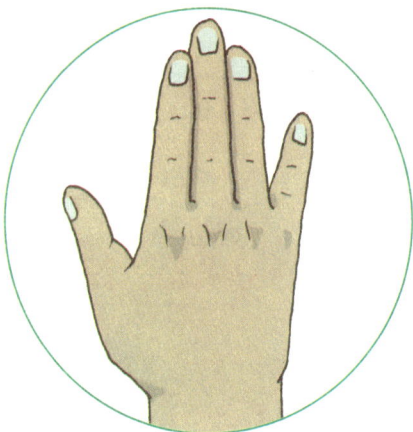

三横指宽（2寸）

3. 四横指宽（3寸）

四指并拢，以中指中节横纹为准，四指宽度的总和。

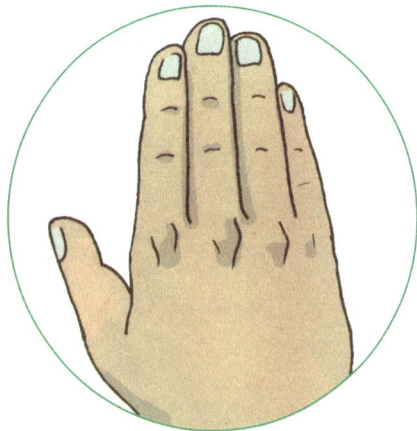

四横指宽（3寸）

4. 找穴位操作小实验

试找三阴交：三阴交被中医称为"万能穴"。距内脚踝最高处向上四指宽的地方。（该穴与雌性激素分泌有关，所以妊娠初期的女性请不要按摩此穴。）

第一步，将脚尖前伸，然后找出内脚踝最高处。

第二步，将小指第一个关节的外侧紧贴内脚踝最高处，伸直四指。

第三步，试着按压内脚踝向膝盖方向正上方，食指的第二个关节处，如果有疼痛或者酸麻感则该处为三阴交。

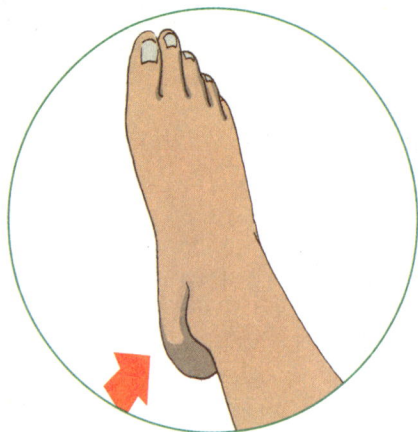

第一步

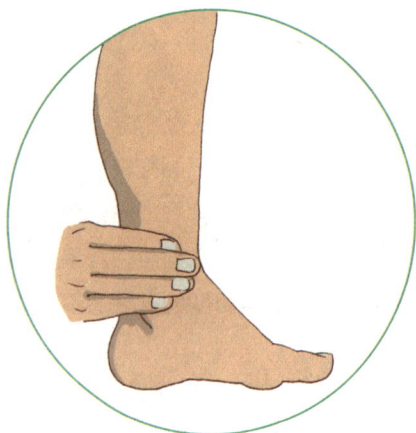

第二步

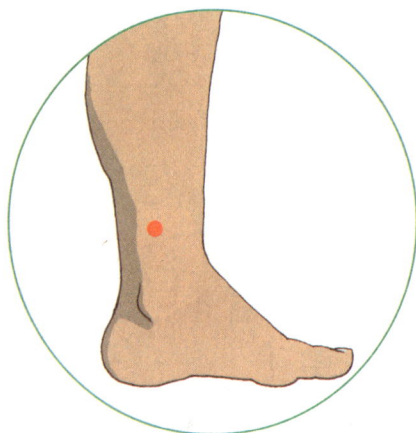

第三步

找三阴交的步骤

经络穴位按摩大全 彩图版

第二章

常用的穴位按摩手法

日常生活中，人们在遇到损伤而发生疼痛时，本能地用手按摩疼痛处，会感到疼痛减轻或消失，这就是按摩的作用。这种运用手、指的技巧，通过在人体皮肤、肌肉组织上连续按揉来治病，就叫作按摩。穴位按摩常用的手法有按法、摩法、推法、拿法、揉法、捏法、振法、击法。

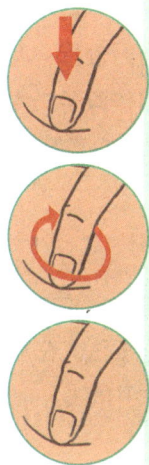

一、穴位按摩常用的手法

运用手、指的技巧，通过在人体皮肤、肌肉组织上连续按揉来治病，这种方法叫作按摩。按摩方式有 2 种：一种是主动按摩，又叫自我按摩，是自己给自己按摩的一种保健方法；另一种是被动按摩，是医生给患者按摩的一种医疗方法。穴位按摩常用的手法有 8 种：按法、摩法、推法、拿法、揉法、捏法、振法、击法。这几种手法，不仅可以单独使用，还可以几种相互配合进行。

1. 按法

利用指尖或指掌，在施力部位有节奏地一起一落地按压，叫按法。按法分单手按法、双手按法。在两肋下或腹部，通常用双手按法。

2. 摩法

摩，就是抚摩的意思。利用手指或手掌，在施力部位给以力度适中的抚摩，叫摩法。摩法多配合按法和推法，有常用于上肢和肩端的单手摩法，也有常用于胸部的双手摩法。

3. 推法

用力推动叫推法。有单手和双手 2 种推法。因为推与摩不能分开，推中已包括摩，所以推、摩常配合在一起使用，称推摩手法。如两臂、两腿肌肉丰厚处，多用推摩。推摩的手法是多样的，把两手集中在一起，拇指对拇指，食指对食指，两手集中一起往前推动，叫作双手集中推摩法。这种方法，是推摩中最好用的一种手法。

4. 拿法

用手把施力部位的皮肤稍微用力拿起来，叫作拿法。在腿部等肌肉丰厚处常采用单手拿法。

5. 揉法

手贴着皮肤，做轻微的旋转运动，叫作揉法。揉法分手指揉法和手掌揉法。对太阳穴等面积小的部位，可用手指揉法；对背部面积大的部位，可用手掌揉法。对于局部痛点，使用揉法十分合适。

6. 捏法

在适当部位，利用手指把皮肤和肌肉从骨面上捏起来，叫作捏法。捏法力度要轻。它是按摩中常用的基本手法，常常与揉法配合进行。

7. 振法

这是一种震颤和抖动的按摩手法。动作要迅速而短促、均匀。以每秒颤动 10 次左右为宜，也就是 1 分钟达到 600 次左右。

8. 击法

击法又叫叩击法，多在按摩后进行。当然，必要时也可单独使用。击法手劲要轻重有准，柔软而灵活。

二、按法技术详解

在家中进行穴位按摩，普遍使用按法。按法最主要是利用容易施力的拇指，或食指、中指的指腹进行按压。一般仅予以轻压，这是一种补法，是促进器官恢复到正常状态的按摩法；而当神经亢奋、有强烈疼痛感时，则予以重压，这是一种泻法，是抑制过高能量的按摩法。在实际操作时，应视疾病、症状的不同而运用不同的手法。

1. 按法分类

具有代表性的按法大致分为垂直压、揉压、往复压 3 种。不论哪种手法，让身体感到舒适才是关键。在肩关节等肌肉薄弱部位和胸、腹等内脏附近应轻按。

（1）垂直压

将指尖放在穴位上慢慢向下垂直按压。每次垂直按压 3～5 秒，重复 3～7 次。强度以感觉舒适为宜。

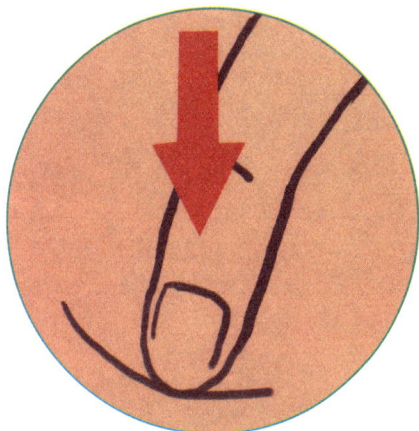

垂直压

（2）揉压

将手指放在穴位上，以手指指腹在穴位上画圈。每次揉压 3～5 秒，重复 3～7 次。不要太用力，强度以感觉舒适为宜。

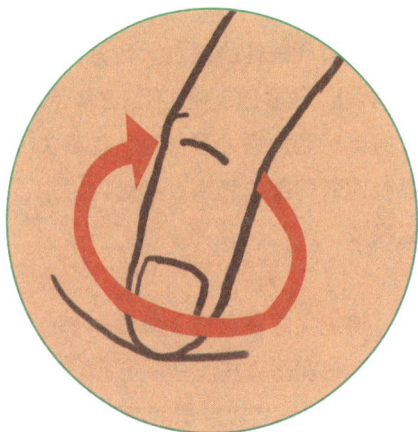

揉压

（3）往复压

把手指放在穴位上，一边以手指指腹按压，一边以穴位为中心前、后、左、右移动。每次往复3~5回，重复3~7次。强度以感觉舒适为宜。

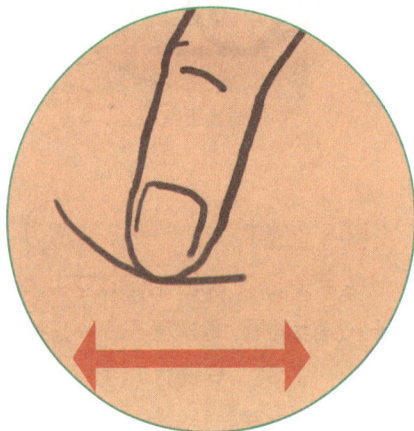

往复压

2. 按法的宜忌

（1）掌握按压强度

由于对同一穴位进行按法的强度不同，所起的效果也不同，所以不要随便、频繁地按压穴位。基本上按压强度以感觉舒适为宜。按压后次日如果按压部位出现疼痛、内出血等状况，应减轻按压强度。

（2）配合呼吸

按压时要配合独特的呼吸法，基本要领是：按压时呼气，停压时吸气。

（3）按摩的频次要适宜

每按摩3~5秒，休息2~3秒，再按摩3~5秒，每一穴位重复3~5次。

以预防为目的的穴位按摩每周进行1次；以治疗为目的的穴位按摩每日进行1~3次。头痛等急性病症在症状缓解时即可停止穴位按摩。

（4）一次按摩多个穴位

一种症状要按摩多个穴位。按摩多个相关穴位要比按摩一个相关穴位的效果明显。这样可以调节身体平衡，强化治疗效果。

（5）治疗从最严重的症状开始

要治疗的症状如果有多种，则首先要从最严重的症状开始。因为在改善一种症状的同时可能会缓解其他症状。应该按先后顺序逐一改善各种症状。

（6）炎症等部位避免摩擦

骨折、扭伤、急性炎症（患处发热的病症）等部位不能应用穴位按摩，这样有可能恶化病症，所以炎症等部位应该避免使用穴位按摩等治疗方法。

（7）妊娠初期忌按摩

女性在妊娠初期不要按摩穴位，否则易发生意外。如按摩三阴交可能会导致妊娠初期女性流产。

（8）女性生理期勿按摩

女性在生理期最好不要按摩穴位。部分穴位会影响经血的流动。

（9）空腹、饱腹时忌按摩

空腹时进行穴位按摩会给身体造成负担，反而会导致疲劳。在饱腹状态下按摩穴位会妨碍消化功能，取得反效果。

（10）1岁以下的宝宝勿按摩

宝宝在1岁前身体还十分脆弱，不适宜进行穴位按摩。1岁之后，可以询问医师相关的幼儿按摩方法。

（11）部分病症患者忌按摩

有严重心脏病、肺部疾病、糖尿病、皮肤病等病症的患者，最好不要进行穴位按摩。

第三章

16种慢性病的穴位按摩

慢性病，是由生活不规律、压力大等因素导致的。虽说慢性病不会让人有生命危险，但却对患者的身体、心理都有很大的危害。慢性病其实不是很难治，只要能将每一个细节做好，不断地改善自己的生活方式，及时、对症、正确地治疗，就可康复。

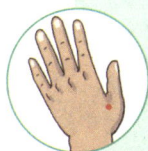

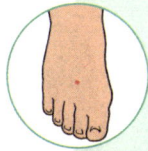

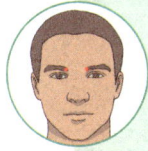

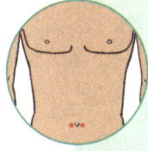

一、颈肩酸痛

1. 病因

颈部僵直、两肩酸麻、活动肩部时感到疼痛，这是长时间采用同一姿势作业的人经常出现的症状。始终保持同一姿势会使肌肉长时间收缩，血行不顺，从而延缓新陈代谢所产生的废物的排泄，产生引起疲劳的乳酸，使颈肩酸痛。严重的还会导致头部的疼痛。

2. 治疗方法

长时间采用同一种姿势作业的人，要经常活动颈部和肩部，放松肌肉。工作时常要将头转向不同的方向，活动双肩，甚至可以伸个大懒腰。下班回家后可以热敷，或在淋浴时用热水喷射酸痛的部位，也有一定的缓解作用。

如采用穴位按摩疗法，应对肩井、曲垣、大椎、曲池等穴位进行按压。对肩部诸穴用温灸法会使血液循环更为畅通，治疗效果更好。

3. 有效穴位

肩井、大椎、曲垣、曲池、天柱、风池、天宗。

4. 穴位按摩操作技巧

（1）肩井

穴位查找技巧：在肩上，第七颈椎和肩峰端连线的中点上，肩部肌肉最膨大处。左、右各一。

穴位按摩方法：把手指放在穴位上，以指腹往复压，直至症状缓解为止。

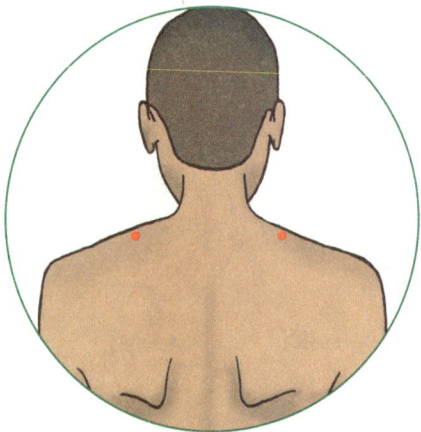

肩井

（2）大椎

穴位查找技巧：首先找到颈部前倾时颈后最为突出的椎骨，就是第七颈椎，大椎位于第七颈椎下方。

穴位按摩方法：将中指放于穴位处缓慢垂直按压 3 ~ 5 秒，重复 3 ~ 7 次。

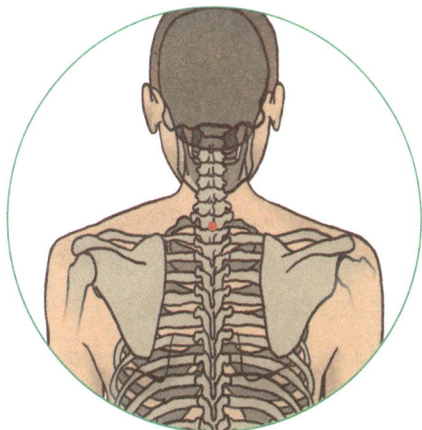

大椎

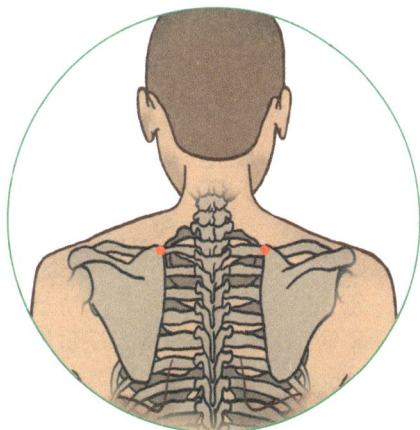

曲垣

（3）曲垣

穴位查找技巧：在肩胛部，冈上窝内侧端。左、右各一。

穴位按摩方法：把手指放在穴位上，以指腹往复压，直至症状缓解为止。

（4）曲池

穴位查找技巧：位于肘横纹外侧端，屈肘，尺泽与肱骨外上髁连线的中点处。左、右各一。

穴位按摩方法：用另一只手的拇指指腹对该穴进行揉压。每次揉压3～5秒，重复3～7次。强度以感觉舒适为宜。

（5）天柱

穴位查找技巧：在颈部，脖子处突起的肌肉（斜方肌）外侧凹陷处，约后发际正中旁开约2厘米处。左、右各一。

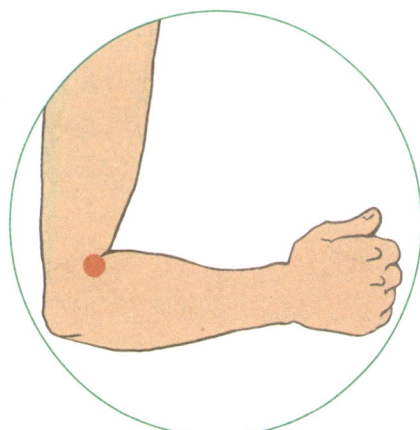

曲池

穴位按摩方法：按压此穴时，一面缓缓吐气，一面揉6秒，如此重复10次。

（6）风池

穴位查找技巧：位于颈部耳后发际下凹陷内。左、右各一。

穴位按摩方法：用拇指指腹或食

指、中指两指并拢，用力环形按揉风池，同时头部尽力向后仰，以局部出现酸、沉、重、胀感为宜。每次按揉10分钟，早、晚各按揉1次。

（7）天宗

穴位查找技巧：位于肩胛骨正中央，左手搭上右肩，左手掌贴在右肩膀1/2处，手指自然垂直，中指指尖所碰触之处。左、右各一。

穴位按摩方法：用拇指先由轻至重按揉100下，再按压约5分钟。

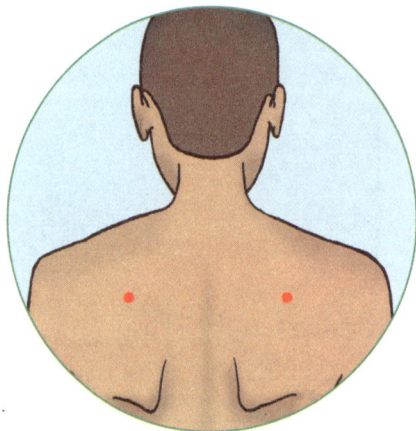

天宗

二、腰痛

电脑、汽车是人们腰部的两大"甜蜜杀手"，因为它们的使用，会使人伏身的时间不断延长，最终导致腰痛。

1. 病因

年龄不同，引起腰痛的原因也不同。30～40岁的人大多是由疲劳、紧张、精神压力等因素导致腰部肌肉疲劳引起腰痛，以及由运动不足导致肌肉衰退引起腰痛。因在抱孩子、做家务的过程中长时间保持同一姿势而引起的情况也有。此外，还有血液循环不畅、子宫内膜炎、内脏疾病等原因引起的腰痛。

2. 缓解方法

内脏疾病引起的腰痛应早日治疗，而肌肉疲劳或衰退引起的则可以采用穴位按摩法。穴位按摩法对缓解疼痛有明显效果，但是要避免过重按压，按压时用力要轻。

3. 有效穴位

阿是穴、昆仑、大杼、三阴交、委中、肾俞、命门等。

4. 穴位按摩操作技巧

（1）阿是穴

穴位查找技巧：所谓阿是穴，就是指症状出现的地方。例如，腰痛的时候感觉到腰痛的部位就是阿是穴，此处即指腰部感觉到疼痛的地方。

穴位按摩方法：用手掌轻轻按摩（不可强力按压）。双手相搓后，用手掌按摩效果更佳，如未能见效，还可采用温灸法。按摩可以每日进行，温灸法每周进行2～3次。

（2）昆仑

穴位查找技巧：从足部外侧脚踝的最高处向后，外踝尖与跟腱之间的凹陷处。左、右各一。

穴位按摩方法：用拇指指腹轻轻揉压。每次揉压3～5秒，重复3～7次。

（3）大杼

穴位查找技巧：首先找到头前倾时颈后最为突出的椎骨（第七颈椎），向下一块椎骨就是第一胸椎。大杼在第一胸椎棘突下，旁开1.5寸处。左、右各一。

穴位按摩方法：用两手的中指指腹同时轻轻往复按压左、右2个穴位。每次往复3～5回，重复3～7次。

（4）三阴交

穴位查找技巧：首先将脚尖前伸，然后找出内脚踝最高处，将小指的第一个关节的外侧紧贴此处，伸直四指，试着按压内脚踝向膝盖方向正上方食指的第二个关节处，如果有疼痛或者舒服感则为三阴交。左、右各一。

穴位按摩方法：用拇指对该穴位进行每次3～5秒的垂直按压，直至腰痛有所缓和。此外，每周可以用灸具进行2次温灸。妊娠初期绝对禁止按摩该穴位。

（5）委中

穴位查找技巧：位于膝盖后窝横纹中点，股二头肌肌腱与半腱肌肌腱的中间。左、右各一。

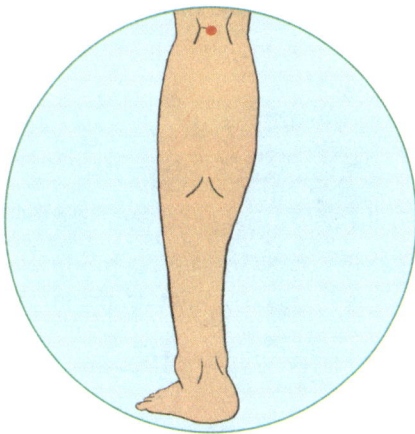

委中

穴位按摩方法：用两手拇指按压两腿上的委中穴，力度以稍感酸痛为宜，一压一松为1次，连做10～20次。

（6）肾俞

穴位查找技巧：位于第二腰椎棘突下缘旁1.5寸处，即从肚脐向后到脊柱旁1.5寸，再往下1寸处。

穴位按摩方法：用两手上下抚摩肾俞5～7次，每次15～20秒。

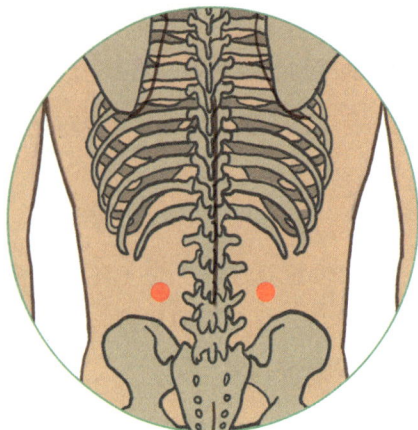

肾俞

（7）命门

穴位查找技巧：位于人体的腰部，后正中线上，第二腰椎棘突下凹陷处。按压时有强烈的压痛感。

穴位按摩方法：用一手中指按压在穴位上，用力按揉（旋转、上下、左右

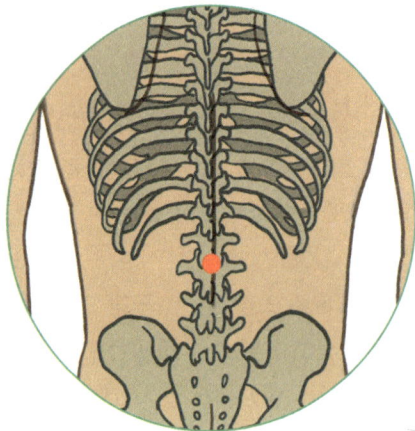

命门

三、便秘

便秘使肠内毒素堆积，久之毒素入侵血液循环系统，尤其是会进入脸部毛细血管，肠内毒素可渗入皮肤间隙，导致暗疮、痤疮、色素沉着等。

1. 病因

每周大便次数在 2 次以下，排泄时粪便较硬，腹部有膨胀感和不适感则为便秘。其主要原因是食物纤维摄入不足和缺乏运动。刻意不排便也是便秘产生的原因之一。因为长时间刻意不排便，大肠就会习惯于积存状态，大肠蠕动会变得缓慢，粪便水分被吸收，粪便变硬，难以排出，进而形成习惯性便秘。此种状态如果一直持续，肠内会发生异常发酵，积存气体产生压迫感，导致食欲不振、反胃、恶心和头痛等症状，偶有全身疲倦或失眠的症状。更严重的是，便秘会导致肛门破裂、痔疮，所以需要及时调理。

2. 缓解方法

　　副交感神经活跃时，大肠的蠕动也更加活跃。首先要安排充足的大便时间，大便前和大便时可在下面列出的穴位中选择一两个进行穴位按摩。一边深呼吸，一边进行穴位按摩，对活跃副交感神经更为有效。此外，在生活方面还要注意多运动，增加食物纤维的摄取。

3. 有效穴位

　　便秘点、天枢、手三里、大横、府舍、支沟、大肠俞、尺泽、曲池等。

4. 穴位按摩操作技巧

（1）便秘点

　　穴位查找技巧：位于耳轮内侧上方。

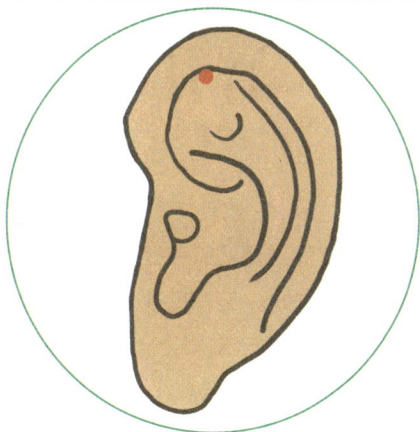

便秘点

　　穴位按摩方法：间歇式按压，左、右耳各按压30下，每日早、晚各1次。便秘是由于肠胃蠕动缓慢或消化不良引起的，按摩便秘点可以有效增强肠胃蠕动，促进体内毒素排出。

（2）天枢

　　穴位查找技巧：位于肚脐向一侧三指处（即2寸）。左、右各一。

　　穴位按摩方法：以左手中指点压左侧天枢，至有明显酸胀感即按住不动，坚持1分钟左右就有便感，然后屏气，增加腹内压，即可排便。仍然没有便意的话，换另一侧。

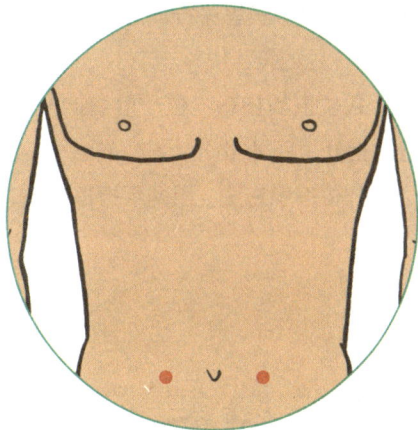

天枢

（3）手三里

　　穴位查找技巧：屈肘时产生横纹的一端（曲池），向手腕方向三横指处（即2寸）。左、右各一。

　　穴位按摩方法：以拇指指腹对一

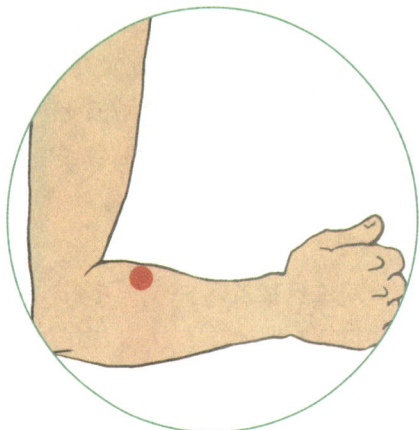

手三里

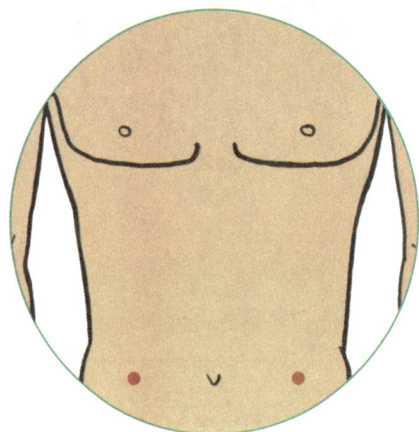

大横

右穴位上同时进行轻度揉压，每次揉压3～5圈，直至产生便意为止。按摩时慢慢地深呼吸，保持轻松状态。

（5）府舍

穴位查找技巧：位于肚脐向一侧五横指（大横），正下方与骨盆上缘相交处。左、右各一。

穴位按摩方法：便秘时按压左侧穴位。将左手中指放在左侧穴位上，用食指、中指、无名指进行揉压，每次揉压3～5圈，直至产生便意为止。按摩时慢慢地深呼吸，保持轻松状态。

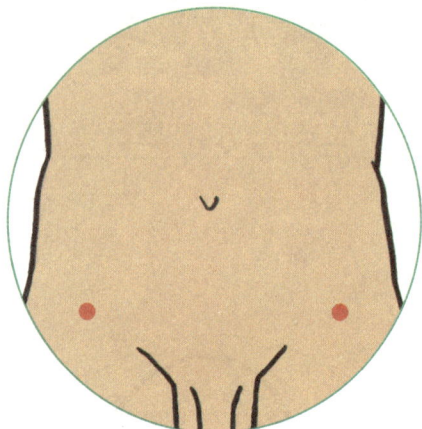

府舍

（6）支沟

穴位查找技巧：位于手背腕横纹正中上3寸处。左、右各一。

穴位按摩方法：以一侧拇指指腹按住穴位，轻轻揉动，以有酸胀感为宜，每侧1分钟，共2分钟。支沟

侧穴位进行往复揉压。每次往复1～5回，进行10次。仍然没有便意的话，换另一侧的手三里进行揉压。

（4）大横

穴位查找技巧：位于肚脐向一侧五横指处（即4寸）。左、右各一。

穴位按摩方法：用两手拇指在左、

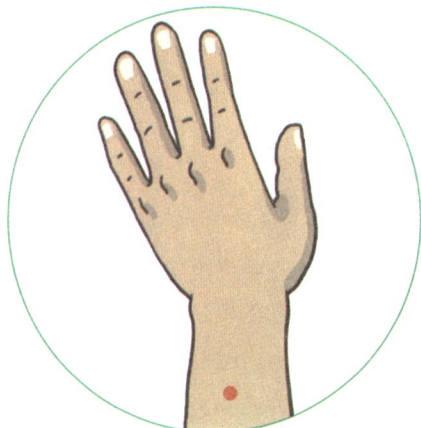
支沟

觉舒服的力度按压 10 ~ 20 秒，力度
由小到大再到小，重复按压。

（8）尺泽

穴位查找技巧：位于肘横纹中，
肱二头肌肌腱桡侧缘凹陷处。左、右
各一。

穴位按摩方法：以一侧拇指指腹
按住穴位，轻轻揉动，以有酸胀感为
宜，每侧 1 分钟，共 2 分钟。

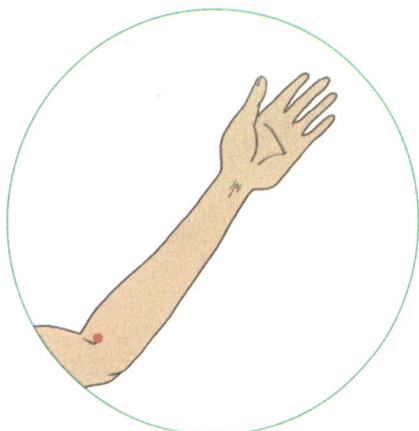
尺泽

是治疗便秘的特效穴，各种原因产生
的便秘均可使用。

（7）大肠俞

穴位查找技巧：位于人体腰部第
四腰椎棘突下，向外约 1.5 寸（比拇
指略宽）处。左、右各一。

穴位按摩方法：以拇指指腹以感

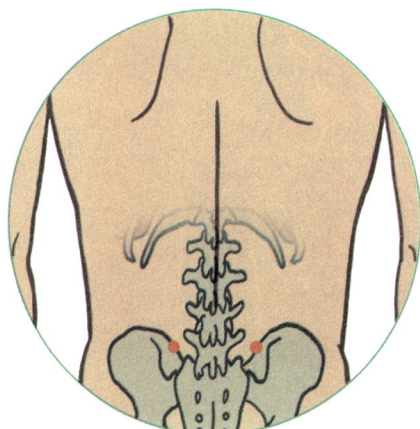
大肠俞

（9）曲池

穴位查找技巧：位于肘横纹外侧
端，尺泽与肱骨外上髁连线的中点处。
左、右各一。

穴位按摩方法：曲池按摩方法与
尺泽相同。此二穴为上肢治便秘要穴，
尺泽为手太阴肺经穴位，曲池为手阳
明大肠经穴位，按摩此二穴可促进大
便排出，效果显著。

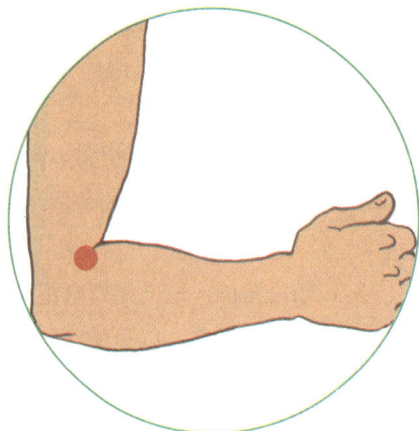
曲池

四、手脚四季不温

即使气温没有降到最低，你的手脚也已经提前进入"冰冻状态"，难道女人天生就怕冷？对，"十女九寒"，女人体阴，加之女人天生爱美丽，即使冬季也身着薄纱，因此造就了"冷美人"。

1. 病因

到了冬天手足发冷不能入睡，即使是夏天也全身发凉。身体发冷的原因有多种，其原因是所穿衣物较少，或者食用容易使身体发冷的食物，再者是运动不足所致肌肉能量低下。此外，过度紧张导致交感神经长时间保持兴奋状态也是身体冰冷的原因之一。而从室外进入开有冷风的房间时，由于体温调节功能低下，也会导致身体发冷。

2. 缓解方法

日常生活中要注意避免食用会造成身体发冷的凉性食物，要进行适度的运动，衣物也要与室温、气温相适应。此外，也可以对以下穴位进行按摩：三阴交、涌泉、太冲、气海等，每周按摩 2 ~ 3 次。

3. 有效穴位

三阴交、涌泉、太冲、气海、腰阳关、申脉、阳池、合谷、足三里。

4. 穴位按摩操作技巧

（1）三阴交

穴位查找技巧：首先将脚尖前伸，然后找出内脚踝最高处，将小指的第一个关节的外侧紧贴此处，伸直四指，试着按压内脚踝向膝盖方向正上方食指的第二个关节处，如果有疼痛或者舒服感则为三阴交。左、右各一。

穴位按摩方法：用拇指对该穴位进行每次 3 ~ 5 秒的垂直按压。此外，每周可以用灸具进行 2 次温灸。妊娠初期绝对禁止按摩该穴位。

（2）涌泉

穴位查找技巧：弯曲脚趾，脚掌最低处，位于第二脚趾的延长线上。左、右各一。

穴位按摩方法：用拇指指尖对该穴位进行往复按压。每次往复 3 ~ 5 回，进行 3 ~ 7 次。

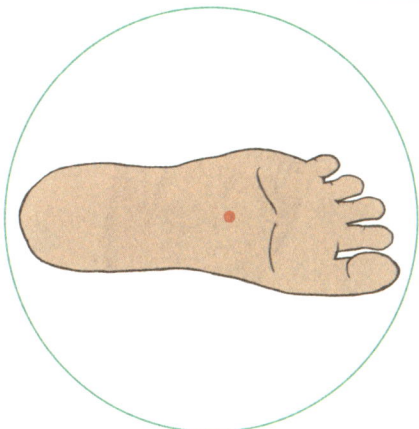

太冲

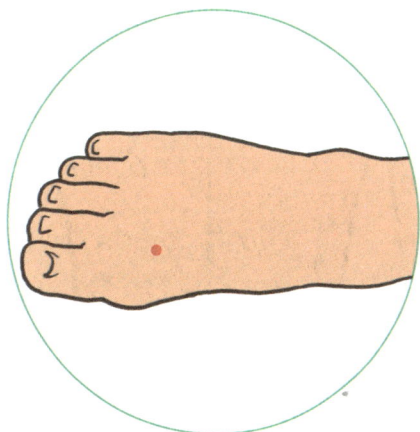

涌泉

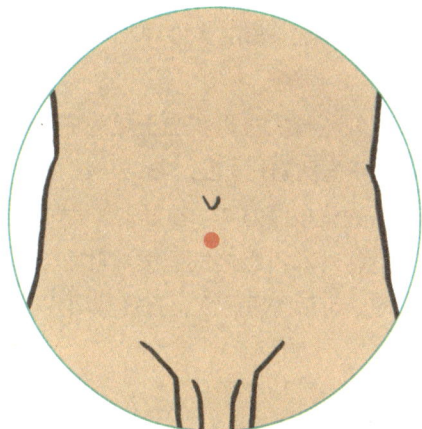

气海

（3）太冲

穴位查找技巧：位于第一个脚趾和第二个脚趾之间接近脚骨的凹陷处。左、右各一。

穴位按摩方法：用拇指指尖对该穴位慢慢地进行垂直按压。每次持续 3 ~ 5 秒，进行 3 ~ 7 次。强度以感觉舒适为宜。

（4）气海

穴位查找技巧：位于下腹部，前正中线上，肚脐中下 1.5 寸处。

穴位按摩方法：以中指或食指指腹按揉气海。每次按揉 1 ~ 3 分钟，以气海出现酸胀感为度。

（5）腰阳关

穴位查找技巧：在第四腰椎与第五腰椎间的凹陷处。

穴位按摩方法：用并拢的手指一直往复按压。每次往复 3 ~ 4 回，进

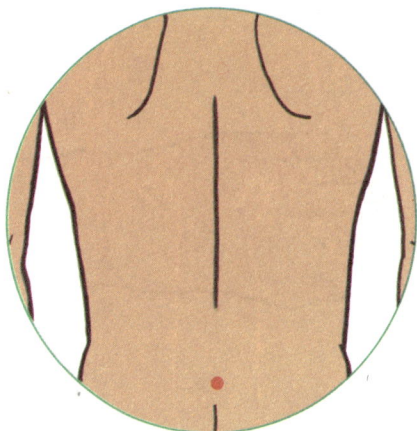

腰阳关

（7）阳池

穴位查找技巧：位于腕背横纹中，指伸肌腱的尺侧缘凹陷处。左、右各一。

穴位按摩方法：先以一只手的中指按压另一手的阳池，每次按压 5 分钟，然后再换另一只手。左、右完成按压算 1 次，每日 1 ～ 2 次。

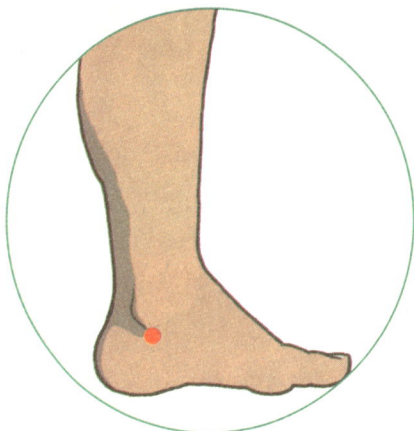

阳池

行 3 ～ 4 次，每次 2 分钟左右。

（6）申脉

穴位查找技巧：位于足外侧，外踝直下方凹陷处。左、右各一。

穴位按摩方法：按压时，尽可能一边将一次所吸之气缓缓长吐，一边按压，每日按压 2 次，按压数日。

（8）合谷

穴位查找技巧：在手背，第一、第二掌骨间，第二掌骨桡侧的中点处。可用一只手的拇指第一个关节横纹正对另一只手的虎口边，拇指屈曲按下，指尖所指处就是合谷。左、右各一。

穴位按摩方法：用拇指垂直往下按，做一紧一按、一揉一松的按压，按压的力量慢慢加强，频率为每分钟 30 次左右。按压时以出现酸、麻、胀的感觉为佳。

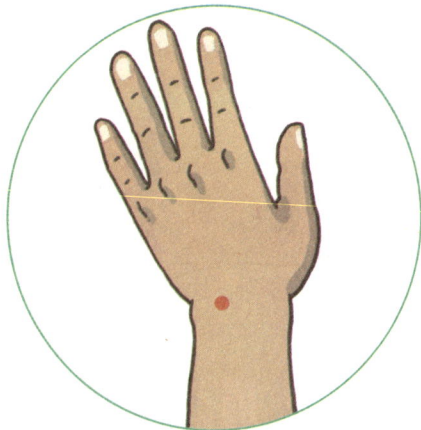

申脉

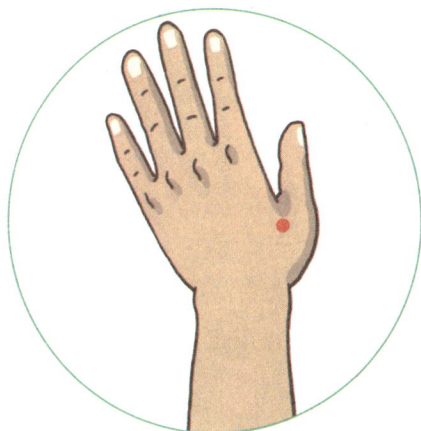

合谷

（9）足三里

穴位查找技巧：位于外膝眼下方3寸（四横指宽），胫骨外侧约一横指处。左、右各一。

穴位按摩方法：按左侧穴位时，用左手拇指帮助右手拇指用力往下按；按右侧穴位时，用右手拇指帮助左手拇指用力往下按。按压的频率约

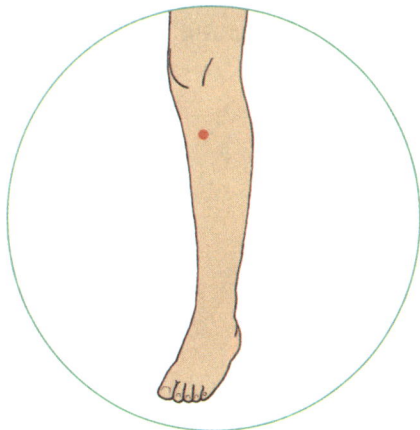

足三里

为每2秒1次，每侧每次按压至少30下。按压时以出现酸、麻、胀的感觉为佳。

五、疲劳

拖着疲惫的身子回家后，蒙头大睡，一觉醒来还是累——累心、累脑、累全身。你的身子到底还能撑多久？

1. 病因

疲劳包括肌肉疲劳、精神疲劳、内脏疲劳等。过度运动时，由于体内积累的乳酸而产生的疲劳叫作肌肉疲劳；由于工作和人际关系的紧张而过度用脑产生的疲劳叫作精神疲劳；由于饮食和自主神经的紊乱而产生的疲劳叫作内脏疲劳。身体无力等慢性疲劳很可能是这些疲劳的复合和积累。

2. 缓解方法

首先要注意休息，食用富含维生素、矿物质的食物。通过旅行、做自己感兴趣的事情来转换心情，对缓解疲劳也十分有效。

也可应用穴位按摩法，通过按摩穴位来缓解疲劳。对内关、关元、足

三里、三阴交等进行穴位按摩很有效果。每日都可进行穴位按摩至症状好转为止。

3. 主要穴位

内关、足三里、关元、三阴交、太阳、百会、风池、神庭。

4. 穴位按摩操作技巧

（1）内关

穴位查找技巧：在前臂掌侧，位于手腕最粗的横纹中央向肘部三横指处（2寸），掌长肌腱与桡侧腕屈肌腱（两根突出的筋）之间。左、右各一。

穴位按摩方法：用拇指指尖对该穴位进行轻度垂直按压。每次按压3～5秒，重复3～7次。每日

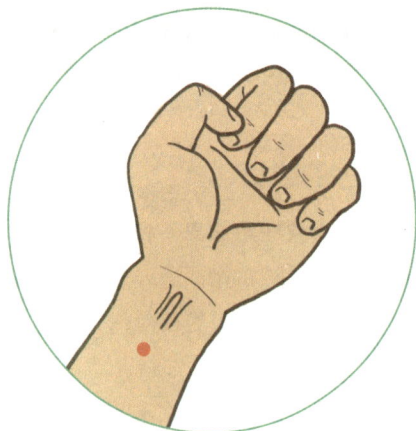

内关

按压直至症状好转为止，切记不可强力按压。

（2）足三里

穴位查找技巧：位于外膝眼下方3寸（四横指宽），胫骨外侧约一横指处。左、右各一。

穴位按摩方法：用拇指指尖对该穴位进行垂直按压。每次按压3～5秒，重复3～7次。每日按压直至症状好转为止。

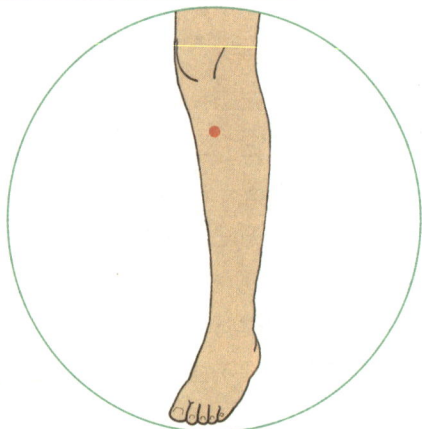

足三里

（3）关元

穴位查找技巧：在下腹部，前正中线上，肚脐下方3寸。

穴位按摩方法：用拇指指尖在该穴位进行轻度垂直按压。每次按压3～5秒，重复3～7次。呼气时按压，吸气时把手拿开。

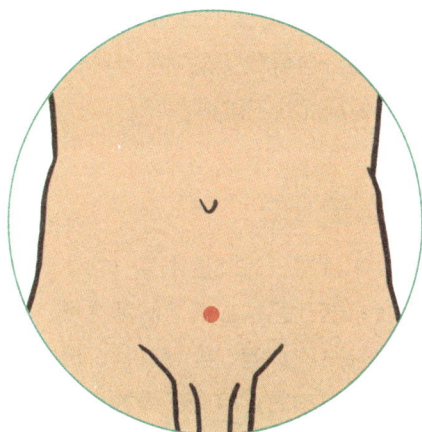

关元

（4）三阴交

穴位查找技巧：首先将脚尖前伸，然后找出内脚踝最高处，将小指的第一个关节的外侧紧贴此处，伸直四指，试着按压内脚踝向膝盖方向正上方食指的第二个关节处，如果有疼痛或者舒服感则为三阴交。左、右各一。

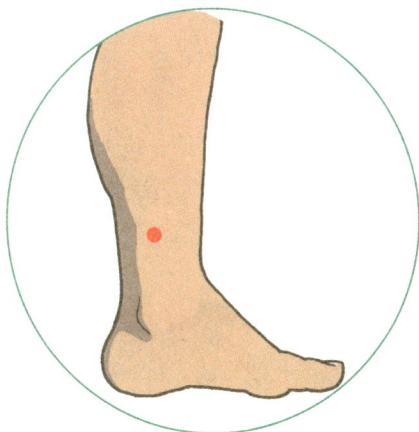

三阴交

穴位按摩方法：用拇指对该穴位进行垂直按压。每次按压 3～5 秒，重复 3～7 次。女性妊娠初期绝对禁止按摩该穴位。

（5）太阳

穴位查找技巧：位于眉梢到耳朵之间大约 1/3，用手触摸到的凹陷处。左、右各一。

穴位按摩方法：四指并拢，先按摩上、下眼睑，然后手指从眼角向太阳移动，按摩太阳数分钟。常按摩太阳可以促进大脑的血液循环，缓解疲劳。

（6）百会

穴位查找技巧：位于头顶正中的凹陷处。

穴位按摩方法：用食指指腹或掌根对该穴位进行顺时针和逆时针地按揉。顺时针和逆时针各做 50 圈，每天按揉 2 次，可有效增加大脑的血液供应，使精力快速恢复。

（7）风池

穴位查找技巧：位于颈部耳后发际下凹陷内。左、右各一。

穴位按摩方法：用食指指腹按压该穴半分钟到 1 分钟，然后慢慢地按揉此处。每日按摩 10 分钟。

（8）神庭

穴位查找技巧：位于头部中线入前发际 0.5 寸处。

穴位按摩方法：中指放在该穴

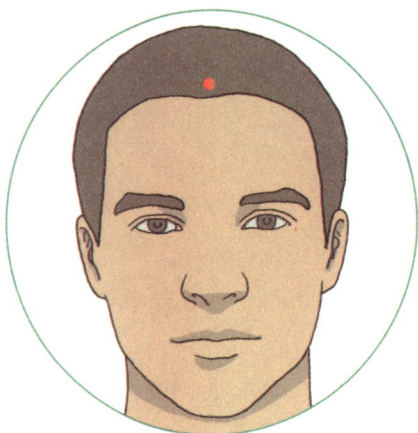

神庭

上，用较强的力点按 10 次，然后再顺时针揉动 20 ~ 30 圈，逆时针揉动 20 ~ 30 圈。

六、眼流泪

不伤心，却常泪流满面，有 2 种可能，一是"风流眼"（即迎风流泪），二是你的眼睛太累了。

1. 病因

长时间看电视、电脑等，会导致眼睛疲倦，出现包括目光迟钝、眼睛充血等症状。眼睛中有能够调节所见物体远近感的肌肉，长时间只盯住某一物体，该肌肉会凝滞而使肌肉疲劳。

如果该症状继续的话会导致眼睛疼痛，甚至会导致头痛。另一种迎风流泪的情况此处不讨论。

2. 缓解方法

不得不长时间注视某一物体时，要时常活动眼球或闭上眼睛休息，要常看远方的东西。经常有意识地眨眼也能够起到防止眼睛干燥的作用。最有效果的是用揉法、按法对眼睛周围进行按摩。

3. 主要穴位

攒竹、四白、阳白、承泣、太阳、晴明。

4. 穴位按摩操作技巧

（1）攒竹

穴位查找技巧：位于眉头下方稍凹陷处。左、右各一。

穴位按摩方法：将两手中指（也可用您觉得比较方便的手指）放于左、右两穴进行轻度揉按。每次揉按 3 ~ 5 圈，重复 3 ~ 7 次。注意不要按压眼球。

（2）四白

穴位查找技巧：在面部，瞳孔直下，当眶下孔凹陷处。左、右各一。

穴位按摩方法：用中指等使用较

经络穴位按摩大全　彩图版

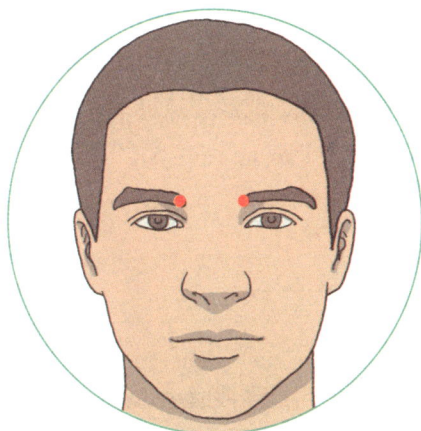

攒竹

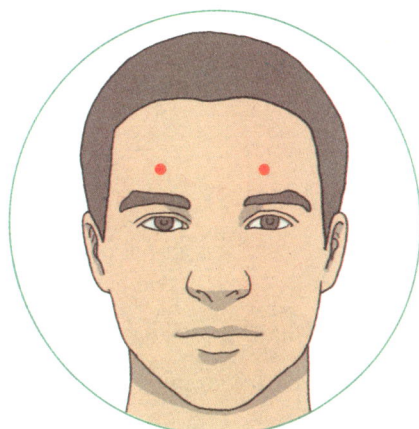

阳白

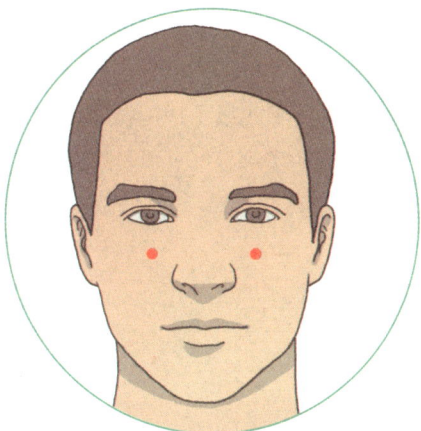

四白

您觉得比较方便的手指）同时对左、右两穴进行轻度揉按。每次揉按3～5圈，重复3～7次。此处肌肉较少，不要进行重度揉按。

（4）承泣

穴位查找技巧：位于瞳孔直下方，眼球与下眼眶边缘之间。左、右各一。

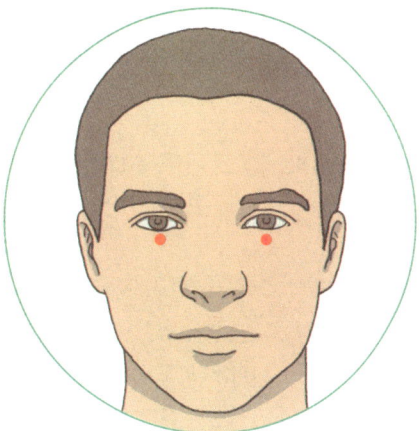

承泣

为方便的手指同时对左、右两穴进行轻度揉按。每次揉按3～5圈，重复3～7次。注意不要按压眼球。

（3）阳白

穴位查找技巧：位于眉毛正中向上一横指处。左、右各一。

穴位按摩方法：用中指（也可用

穴位按摩方法：用中指同时对左、右两穴进行轻度揉按。每日揉按30～50次。

（5）太阳

穴位查找技巧：位于眉梢到耳朵之间大约1/3，用手触摸到的凹陷处。左、右各一。

穴位按摩方法：用两手中指（也可用您觉得比较方便的手指）同时对左、右两穴进行轻度揉按。每次揉按3～5圈，重复3～7次。此处肌肉较少，不要进行强度揉按。

（6）睛明

穴位查找技巧：鼻根部紧挨两眼目内眦处。左、右各一。

穴位按摩方法：用食指指尖点按该穴位，按时吸气，松时呼气，然后轻揉该穴位36次，每次停留2～3秒。

七、头痛

头痛起来，就跟孙悟空被唐僧念紧箍咒一样难受。

1. 病因

日常感觉到的慢性头痛，包括血管性头痛和紧张性头痛2种。原发性血管性头痛又称偏头痛，是血管异常扩张引起的，以头部一侧疼痛为特征。紧张性头痛又称肌肉收缩性头痛，是由肌肉紧张、血液循环凝滞造成的，特征为整个头部疼痛，特别是头的后部疼痛。

2. 缓解方法

穴位按摩法对以上2种头痛都有效。重要的是要根据疼痛症状，采用不同的穴位进行按摩。头部前方疼痛应该按压陷谷，后方疼痛应该按压至阴，侧方头痛应该按压外关。合谷是治疗头痛的"万能穴"。但是，如果头痛情况严重或以上措施都不起作用的话，请在按摩穴位后保持30分钟睡眠；或是及时就医。

3. 主要穴位

至阴、陷谷、合谷、外关、太阳、百会、印堂、太冲、肓俞、列缺、悬钟。

4. 穴位按摩操作技巧

（1）至阴

穴位查找技巧：位于足小趾甲下缘外侧0.1寸（约2毫米）处。左、右各一。

穴位按摩方法：隔着袜子用拇指指尖对该穴位进行垂直按压，每次按

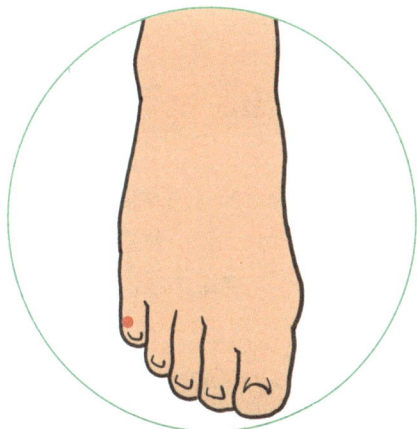

至阴

压 3 ~ 5 秒，重复 3 ~ 7 次。也可以用牙签头按压，但是要注意力度，以免刺伤皮肤。

（2）陷谷

穴位查找技巧：位于足部第二脚趾与第三脚趾之间向下一拇指凹陷处。左、右各一。

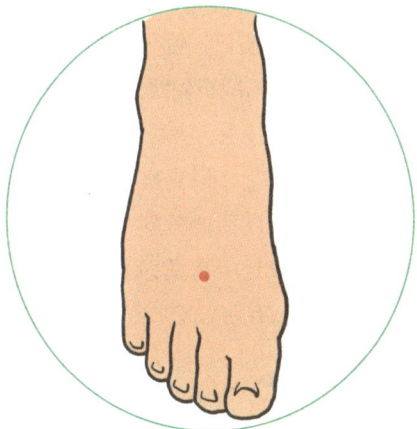

陷谷

穴位按摩方法：用拇指指尖按压该穴位并进行上、下推摩，每次推摩 3 ~ 5 下，重复 3 ~ 7 次。

（3）合谷

穴位查找技巧：在手背，第一、第二掌骨间，第二掌骨桡侧的中点处。可用一只手的拇指第一个关节横纹正对另一只手的虎口边，拇指屈曲按下，指尖所指处就是合谷。左、右各一。

穴位按摩方法：用拇指指腹对该穴位垂直按压 3 ~ 5 秒，重复 3 ~ 7 次。不要过于用力，以感觉舒适为宜。

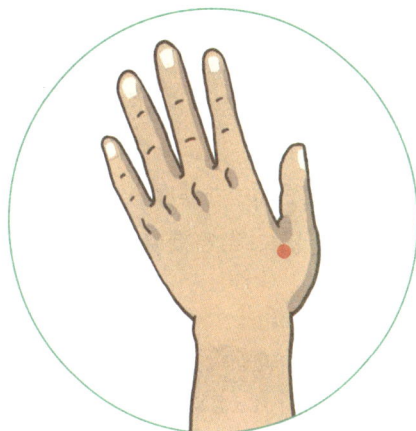

合谷

（4）外关

穴位查找技巧：位于腕背最大横纹的中央向肘部三横指宽处。左、右各一。

穴位按摩方法：用拇指指腹对该穴位进行垂直按压。每次按压

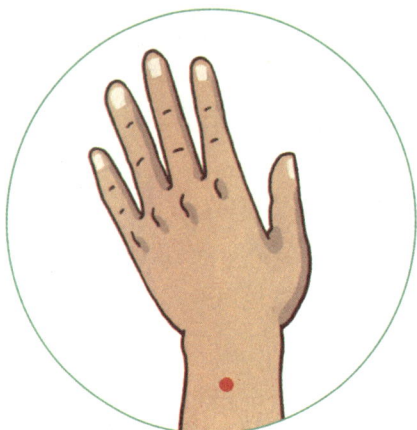
外关

日早、晚各 1 次。

（6）百会

穴位查找技巧：位于头顶正中的凹陷处。

穴位按摩方法：用食指指腹或掌根按揉该穴位 10 秒，休息 5 秒，共按揉 5 分钟。每日早、晚各 1 次。

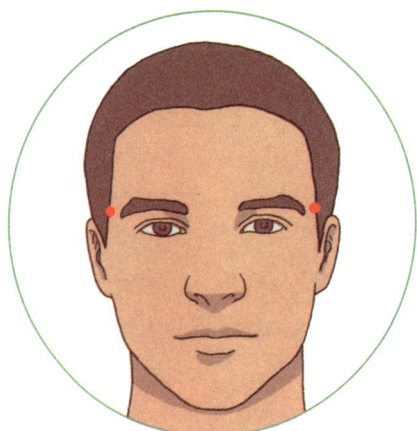
百会

3～5 秒，重复 3～7 次。

（5）太阳

穴位查找技巧：位于眉梢到耳朵之间大约 1/3，用手触摸到的凹陷处。

穴位按摩方法：以拇指指腹由内向外推摩该穴位，向外推摩约 10 秒，休息 5 秒，左、右各推摩 5 分钟。每

（7）印堂

穴位查找技巧：位于前额部，两眉头之间连线与前正中线的交点处。

穴位按摩方法：将两手食指屈曲，拇指按在太阳上，以食指内侧屈曲面由印堂沿眉毛向两侧分抹，双目自然闭合。手法以轻中有重为宜，每次至少做 30 遍，每日以 2 次为度，可减轻头痛。

（8）太冲

穴位查找技巧：位于第一个脚

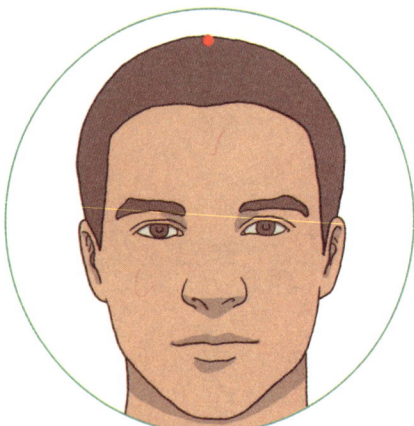
太阳

经络穴位按摩大全 彩图版

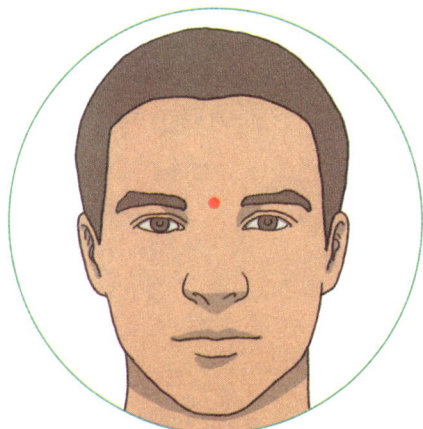

印堂

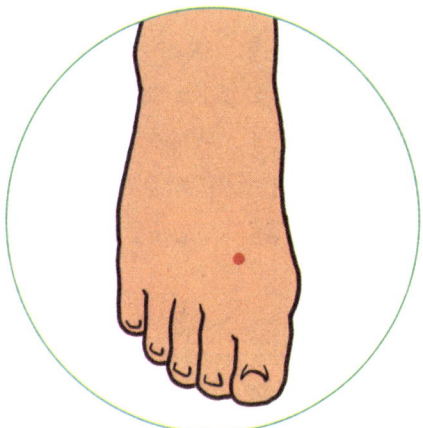

太冲

穴位查找技巧：位于肚脐旁开0.5寸处。左、右各一。

穴位按摩方法：用拇指、中指按压该穴位后，斜向上推，左手推右侧，右手推左侧。

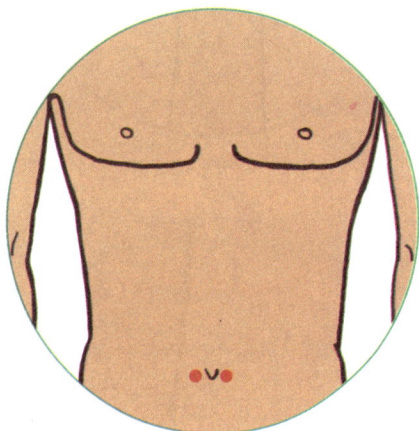

肓俞

趾和第二个脚趾之间接近脚骨的凹陷处。左、右各一。

穴位按摩方法：用拇指或中指指腹按压该穴位，由下往上按揉10秒，然后休息5秒，左、右各按5分钟。每日早、晚各1次。

（10）列缺

穴位查找技巧：两手虎口相交叉，食指指尖所指筋骨凹陷处。左、右各一。

穴位按摩方法：用食指指腹斜向上推摩该穴位即可。

（11）悬钟

穴位查找技巧：在小腿外侧，外踝尖直上3寸，腓骨前缘处。左、右各一。

穴位按摩方法：用拇指指腹按揉该穴位3～6分钟即可。原发性血管性头痛就要按摩此穴。

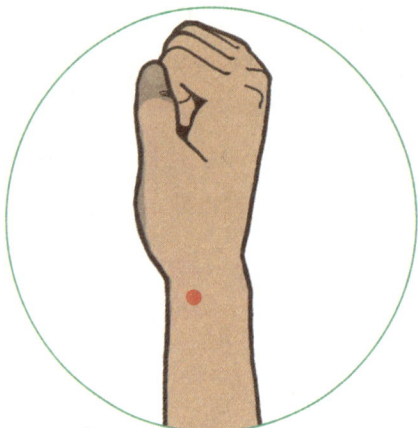

列缺

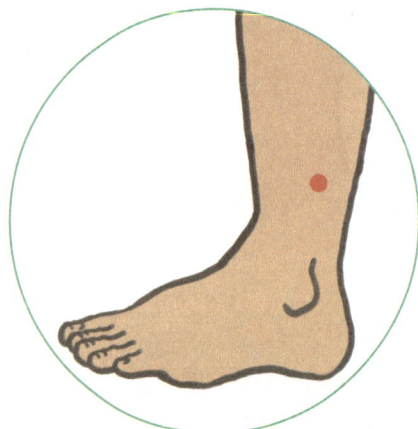

悬钟

八、失眠

失眠是尽管有充足的睡眠条件，仍然持续出现睡眠启动困难、睡眠维持困难、睡眠质量下降，并影响日间社会功能的一种表现。

1. 病因

失眠的原因有：睡前思考事情过多，精神极度兴奋而不能入睡，熬夜或睡懒觉造成生物钟紊乱，等等。此外，睡前进食过多也是妨碍睡眠的主要原因。

2. 缓解方法

养成按时睡觉的习惯。睡前要尽量避免做可能使人兴奋的事情。每日按照较固定的时间安排起居。采用穴位按摩法的话可以对以下穴位进行按摩。没有必要对以下全部穴位进行按摩，每次可选 4 个穴位来按摩，以感觉舒适为宜。过分按摩反而会产生相反效果，所以请在产生睡意时停止。

3. 主要穴位

神门、印堂、百会、风池、涌泉、内关、足三里、大陵、鸠尾。

4. 穴位按摩操作技巧

（1）神门

穴位查找技巧：握拳后找到纵向最外的小指方向的筋，筋的内侧延长线与手腕处最粗的横纹的交叉处。左、右各一。

穴位按摩方法：用拇指指尖对该

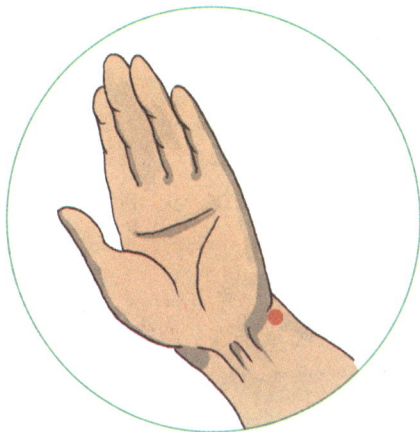
神门

穴位按摩方法：用中指指腹轻度垂直按压该穴位，每次3～5秒，直至产生睡意为止。因此处肌肉较薄，所以不可以用力过重。如没有效果可以按其他穴位。

（3）百会

穴位查找技巧：位于头顶正中的凹陷处。

穴位按摩方法：用中指指尖轻度垂直按压该穴位，强度以感觉舒适为宜。每次3～5秒，重复3～7次。

穴位进行3～5秒的轻度垂直按压，直至产生睡意为止。如没有效果可以按其他穴位。

（2）印堂

穴位查找技巧：位于前额部，两眉头间连线与前正中线的交点处。

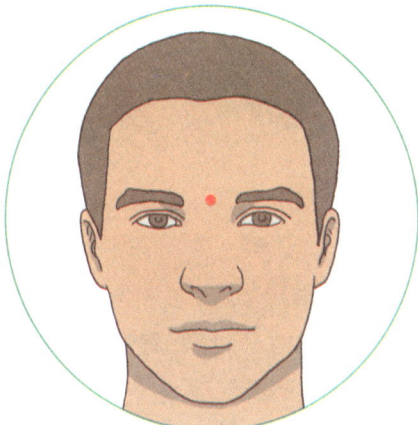
百会

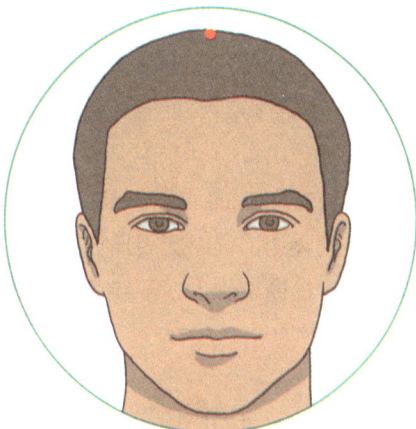
印堂

（4）风池

穴位查找技巧：位于颈部耳后发际下凹陷内。左、右各一。

穴位按摩方法：用中指对该穴位进行轻度揉压，每次揉压3～5圈，直至产生睡意为止。如没有效果可以按其他穴位。

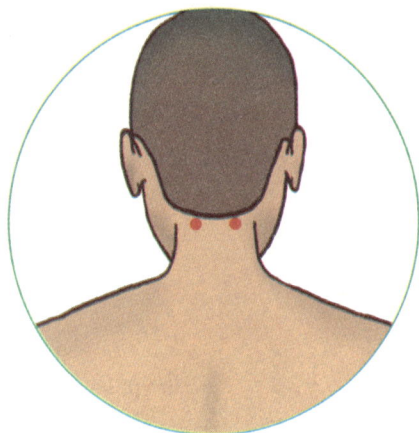

风池

（5）涌泉

穴位查找技巧：弯曲脚趾，脚掌最低处，位于第二脚趾的延长线上。左、右各一。

穴位按摩方法：将一条腿放在另一条腿的大腿上，同侧手托住脚踝，用对侧手在涌泉做上、下推摩，直到

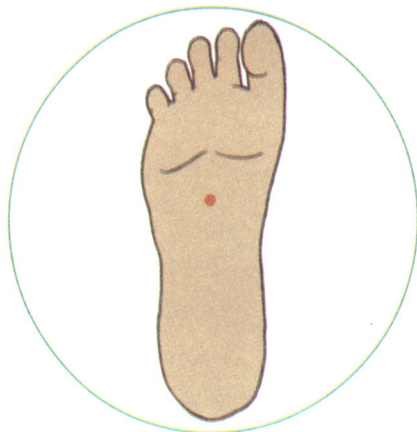

涌泉

脚心发热为止，再换另一条腿做。每日1～2次。

（6）内关

穴位查找技巧：在前臂掌侧，位于手腕最粗的横纹中央向肘部三横指处（2寸），掌长肌腱与桡侧腕屈肌腱之间。左、右各一。

穴位按摩方法：用拇指指尖对该穴位进行按压。每次按压10～15分钟，每日2～3次。最好使酸、麻、胀的感觉下传到中指、上传到肘部，这样才有较好的效果。

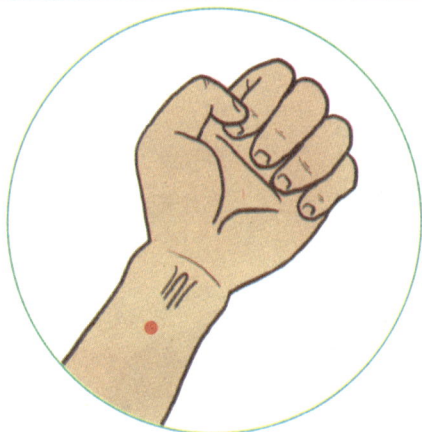

内关

（7）足三里

穴位查找技巧：位于外膝眼下方3寸（四横指宽），胫骨外侧约一横指处。左、右各一。

穴位按摩方法：用拇指指尖对该穴进行垂直按压，每2秒按压1下，

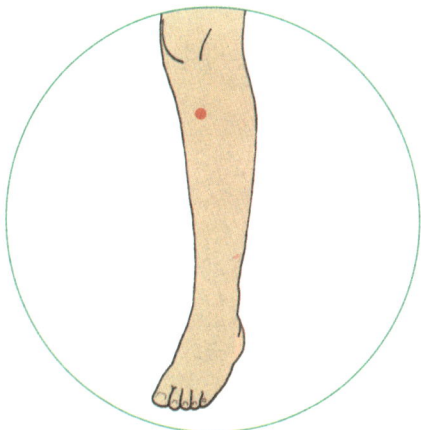
足三里

疗失眠，效果最佳。

（9）鸠尾

穴位查找技巧：前正中线上，最底下肋骨下 1 寸处。

穴位按摩方法：用两手拇指按压此穴，做圈状按摩，顺时针、逆时针各 60 次。

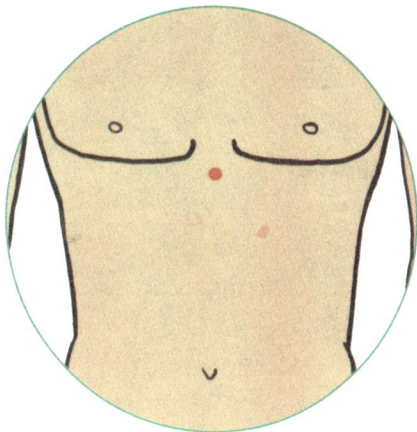
鸠尾

共按压 5 分钟，每日 2 次。

（8）大陵

穴位查找技巧：位于手掌侧腕关节第一横纹正中，两筋（掌长肌腱与桡侧腕屈肌腱）之间。左、右各一。

穴位按摩方法：用拇指点按 1 ～ 2 分钟，然后斜向上推摩。按摩此穴治

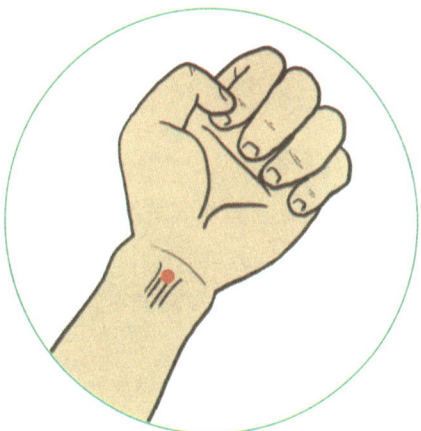
大陵

九、低血压

在睡醒、久坐、久蹲后猛然起身站立时，很多人有过"晕了一下"、眼冒金花的经历。不用担心，这可能是血压低了。低血压指血压低于 90/60 毫米汞柱（12/8 千帕），或收缩压较原先降低 40 毫米汞柱（5.3 千帕）的状态。

1. 病因

低血压会导致疲劳和头晕。其产生的原因是身体有疾病。在起立时，低血压患者会出现眼前发黑、头晕欲倒等症状。

2. 缓解方法

穴位按摩法可以促进血液循环和自主神经的平衡，具有马上提高血压10～20毫米汞柱（1.33～2.67千帕）的效果。

3. 主要穴位

涌泉、足三里、百会、神门、中渚、大陵。

4. 穴位按摩操作技巧

（1）涌泉

穴位查找技巧：弯曲脚趾，脚掌最低处，位于第二脚趾的延长线上。左、右各一。

穴位按摩方法：用拇指指尖对该穴位进行往复按压，按压3～7次。

（2）足三里

穴位查找技巧：位于外膝眼下方3寸（四横指宽），胫骨外侧约一横指处。左、右各一。

穴位按摩方法：用拇指指尖慢慢

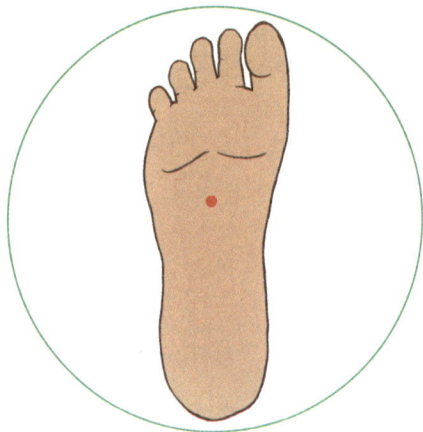

涌泉

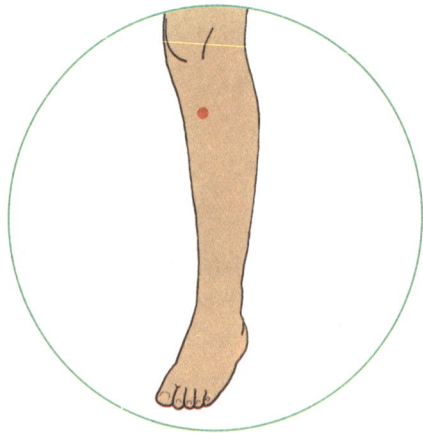

足三里

垂直按压，每次3～5秒，进行3～7次。建议使用灸具每周进行2～3次。

（3）百会

穴位查找技巧：位于头顶正中的凹陷处。

穴位按摩方法：缓缓吐气，用食指指腹或掌根分别按顺时针方向和逆

经络穴位按摩大全 彩图版

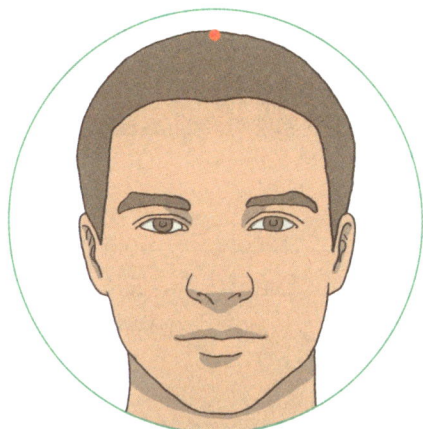
百会

右各一。

穴位按摩方法：以右手拇指按左手神门5～10次，再用同样的方法以左手拇指按压右手神门5～10次。用力不要过重，以有轻微酸胀感为宜。

（5）中渚

穴位查找技巧：位于手背部，掌指关节的后方，第四、第五掌骨间凹陷处。

穴位按摩方法：用拇指按压中渚，每次按压3～5分钟，每日1～3次。

时针方向按摩50圈，然后强力按压6秒，如此反复5次。每日2～3次，血液循环状况会转好。

（4）神门

穴位查找技巧：握拳后找到纵向最外的小指方向的筋，筋的内侧延长线与手腕处最粗的横纹的交叉处。左、

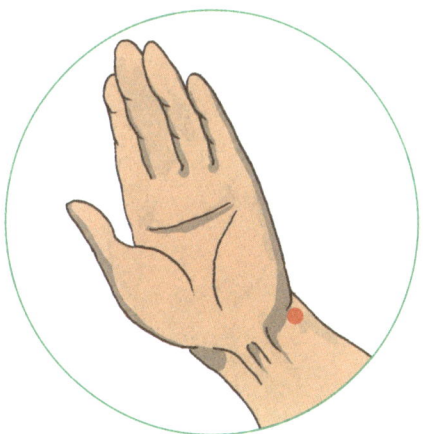
中渚

（6）大陵

穴位查找技巧：位于手掌侧腕关节第一横纹正中，两筋（掌长肌腱与桡侧腕屈肌腱）之间。

穴位按摩方法：用拇指按压大陵。每次按压5分钟，每日3次。

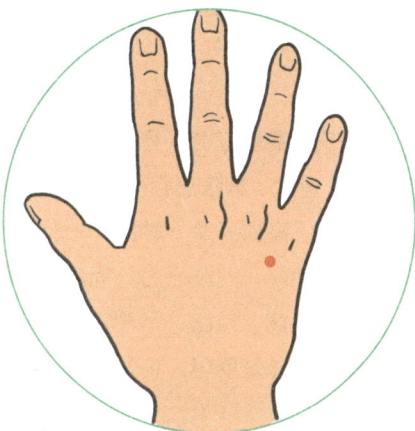
神门

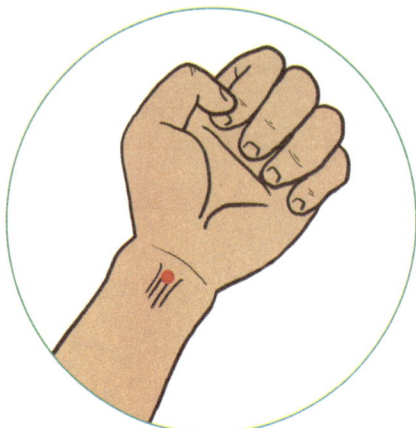

大陵

十、高血压

血压高和高血压哪个是病？血压高是一种表现，运动、紧张都会引起血压升高，但这不是病。高血压是一种病，一旦发起病来，天旋地转，四肢无力，而且血压迅速往上升。头痛、目眩、耳鸣、心率快、呼吸困难、手脚发麻等，也都是高血压的症状。

1. 病因

通常情况下，人在40岁以后，血压会有逐渐升高的倾向。引起高血压的原因有盐分摄取过量、肥胖、寒冷、精神压力等。

2. 缓解方法

稳定的情绪是血压稳定的重要因素，穴位按摩法有降低血压的效果。

3. 主要穴位

合谷、昆仑、太冲、曲池、百会、风池、桥弓、太溪、三阴交。

4. 穴位按摩操作技巧

（1）合谷

穴位查找技巧：在手背，第一、第二掌骨间，第二掌骨桡侧的中点处。可用一只手的拇指第一个关节横纹正对另一只手的虎口边，拇指屈曲按下，指尖所指处就是合谷。左、右各一。

穴位按摩方法：按摩时，一面缓缓吐气，一面用拇指和食指上下捏起

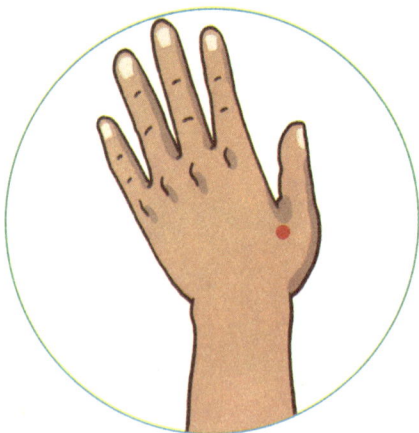

合谷

经络穴位按摩大全　彩图版

该穴位 6 秒，如此重复 10 次。

（2）昆仑

穴位查找技巧：从足部外侧脚踝的最高处向后，外踝尖与跟腱之间的凹陷处。左、右各一。

穴位按摩方法：用手指按住此穴，坚持 1 ~ 2 分钟，或揉压此穴 5 分钟。

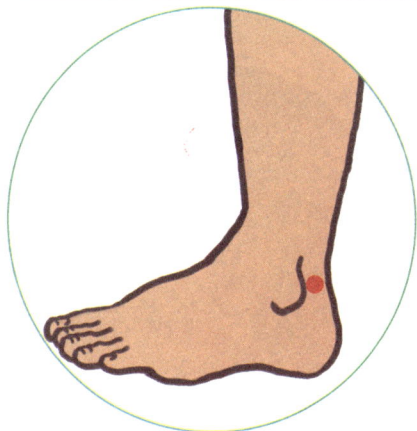
太冲

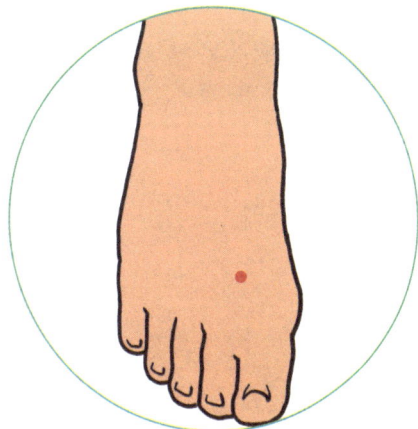
昆仑

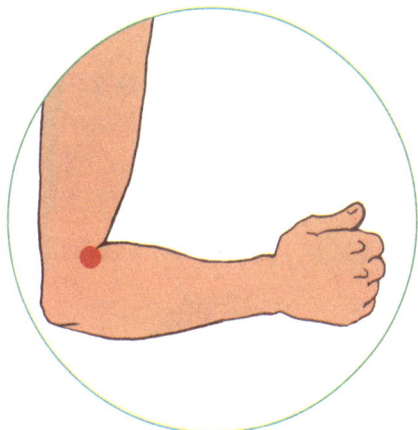
曲池

（3）太冲

穴位查找技巧：位于第一个脚趾和第二个脚趾之间接近脚骨的凹陷处。左、右各一。

穴位按摩方法：以中指垂直点压太冲 3 次，每次持续约 2 秒，间歇 2 秒再点压。

（4）曲池

穴位查找技巧：位于肘横纹外侧端，屈肘，尺泽与肱骨外上髁连线的中点处。左、右各一。

穴位按摩方法：以拇指点压曲池 5 次，每次持续 2 秒，间歇 2 秒再点压。

（5）百会

穴位查找技巧：位于头顶正中的凹陷处。

穴位按摩方法：以拇指或掌根揉按，以顺时针方向旋推 10 次。

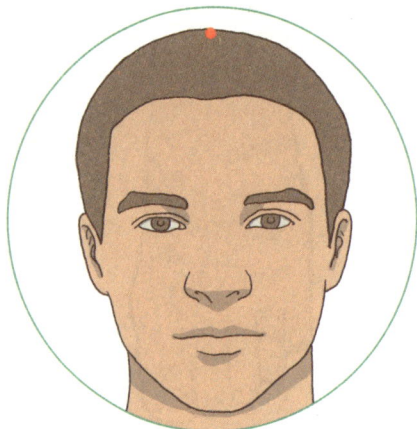

百会

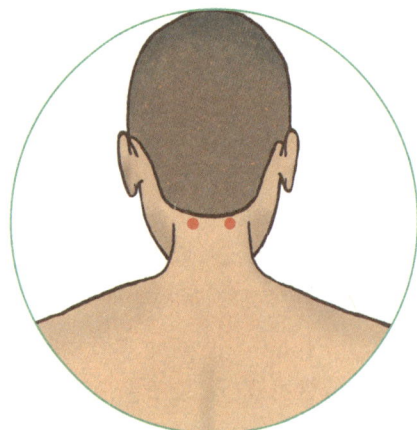

风池

（7）桥弓

穴位查找技巧：位于脖子两侧，从耳后到锁骨上窝处。左、右各一。

穴位按摩方法：先推按左侧的桥弓，再推按右侧的桥弓，两侧交替进行，每一侧推按 1 ～ 2 分钟交替，每日 2 次。推按时会感到桥弓有胀、硬的感觉。

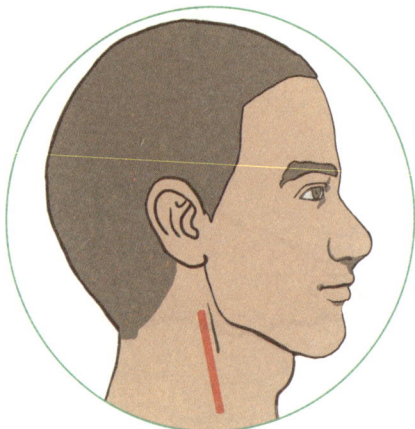

桥弓

（8）太溪

穴位查找技巧：内踝后方，内踝尖与跟腱之间的凹陷处。左、右各一。

穴位按摩方法：用左手拇指揉压右踝太溪，顺时针方向揉压 15 次，逆时针方向揉压 15 次，然后用右手拇指揉压左踝太溪，手法同前。

（9）三阴交

穴位查找技巧：首先将脚尖前伸，然后找出内脚踝最高处，将小指的第

经络穴位按摩大全 彩图版

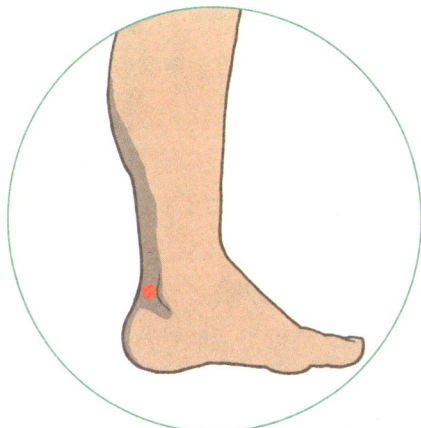
太溪

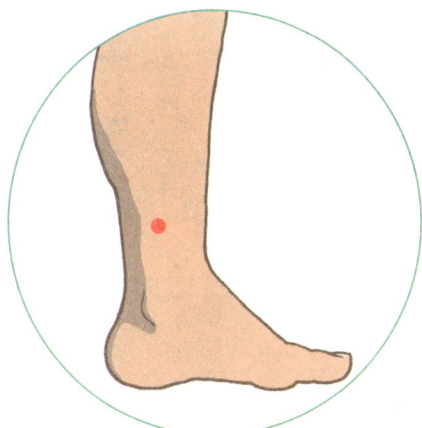
三阴交

一个关节的外侧紧贴此处，伸直四指，试着按压内脚踝向膝盖方向正上方食指的第二个关节处，以有疼痛或者舒服感为宜。左、右各一。

穴位按摩方法：用左手拇指揉压右三阴交，顺时针方向揉压20次，逆时针方向揉压20次，然后用右手拇指揉压左三阴交，手法同前。

十一、胃痛

有的人上腹部疼痛就认为是"胃痛"，但这并非严格意义上的胃痛。真正胃痛的人，可能并不多。胃痛一般指胃或心下部位疼痛。

1. 病因

导致胃痛的原因有很多，包括工作过度紧张、食无定时、吃饱后马上工作或做运动、饮酒过多、吃辣过度、经常进食难消化的食物等。

2. 缓解方法

速效的改善方法是采用怀炉温灸。穴位按摩法要按照足三里、梁丘的顺序按摩。

3. 主要穴位

足三里、梁丘、丰隆、中脘、劳宫。

4. 穴位按摩操作技巧

（1）足三里

穴位查找技巧：位于外膝眼下方3寸（四横指宽），胫骨外侧约一横指处。左、右各一。

穴位按摩方法：用拇指指尖慢慢

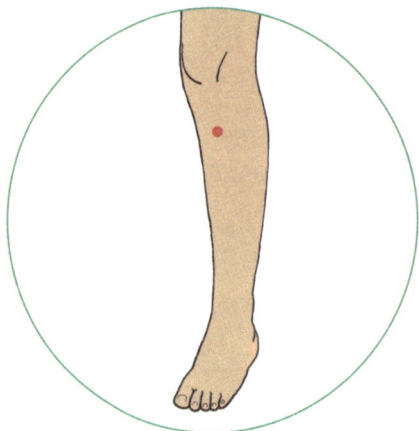
足三里

按摩。用拇指指尖对该穴位进行 3 ~ 5
秒的垂直按压，直至疼痛缓和为止。

（3）丰隆

穴位查找技巧：位于人体的小腿
前外侧，外踝尖上 8 寸，条口穴外，
距胫骨前缘二横指处。左、右各一。

穴位按摩方法：用拇指点按丰隆
3 分钟，然后沿顺时针方向揉按丰隆
10 分钟，再用拇指沿丰隆向下单方向
推（即不能由丰隆由下到上这样来回
推）10 分钟即可。

垂直按压该穴位。每次按压 3 ~ 5 秒，
直至疼痛缓和为止。

（2）梁丘

穴位查找技巧：位于膝上 2 寸，
两筋之间。伸展膝盖，筋肉凸出的凹
陷处即是该穴。左、右各一。

穴位按摩方法：如果对足三里的
穴位按摩没有效果，可对此穴位进行

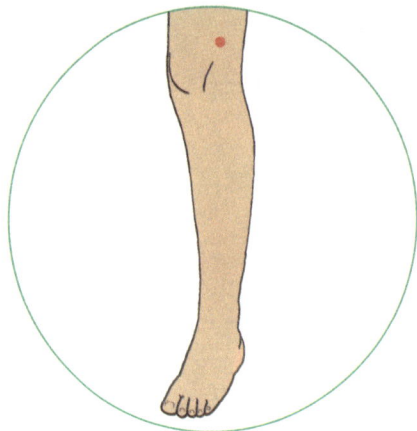
梁丘

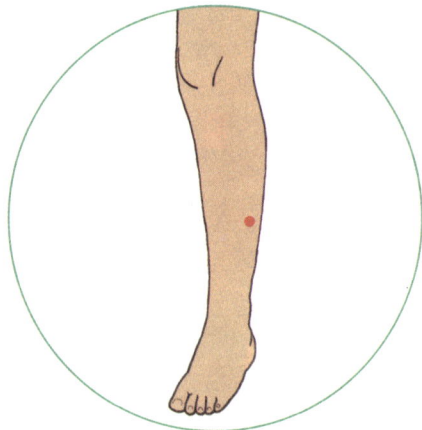
丰隆

（4）中脘

穴位查找技巧：位于胸骨下端和
肚脐连线中央。

穴位按摩方法：按摩时仰卧，
放松肌肉，一面缓缓吐气，一面用
拇指使劲地按压，按压 6 秒后将手

经络穴位按摩大全 彩图版

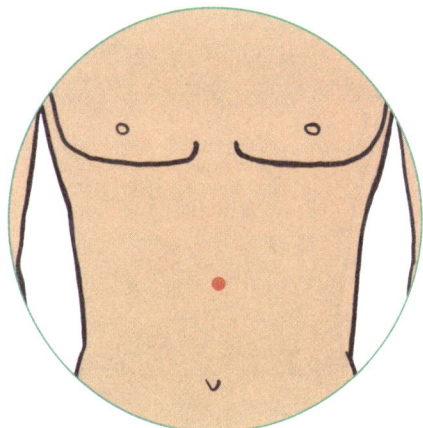
中脘

拿开，重复 10 次。中脘按压法在胃痛时采用，效果最佳。

（5）劳宫

穴位查找技巧：位于手掌心，在第二、第三掌骨之间偏于第三掌骨，握拳屈指时中指尖处。左、右各一。

穴位按摩方法：用拇指按压该穴

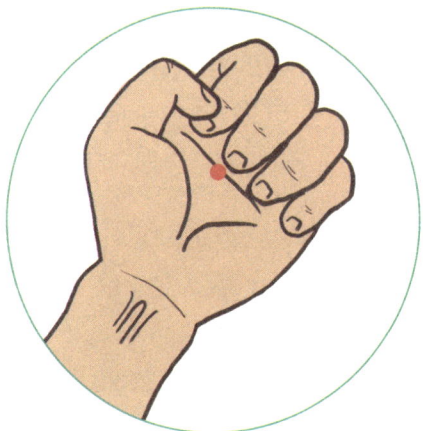
劳宫

位，一松一压为 1 下，点压 42 下为 1 次，稍停片刻（仍保持着压穴），再点压 1 次，共点压 5 ~ 7 次。

十二、心脏病

心脏病是一类比较常见的循环系统疾病，常见症状有心悸、呼吸困难、发绀、咳嗽、咯血、胸痛、水肿、少尿等。

1. 病因

心脏病的成因是多元的，通常与高血压、高脂血症、糖尿病、内分泌功能低下、肥胖、抽烟，以及年龄大、性格急躁等因素有关。

2. 缓解方法

简单易行的按摩疗法，可起到治疗、预防和促进康复的作用。

3. 主要穴位

内关、膻中、至阳、神门、心俞、劳宫、郄门、素髎。

4. 穴位按摩操作技巧

（1）内关

穴位查找技巧：在前臂掌侧，位于手腕最粗的横纹中央向肘部三横指处（2寸），掌长肌腱与桡侧腕屈肌腱之间。左、右各一。

穴位按摩方法：用一只手的拇指压住另一只手的内关，稍向下用力按压，保持压力不变半分钟；然后顺时针按揉60次，逆时针按揉60次，直至产生酸、麻、胀、痛的感觉为止。内关自古以来就是防治心胸疾病的核心穴位，能有效缓解胸闷、气短、心悸等症状。

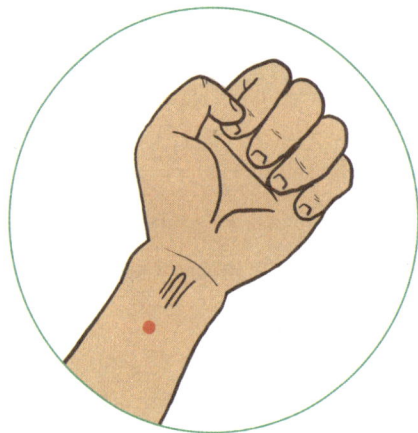

膻中

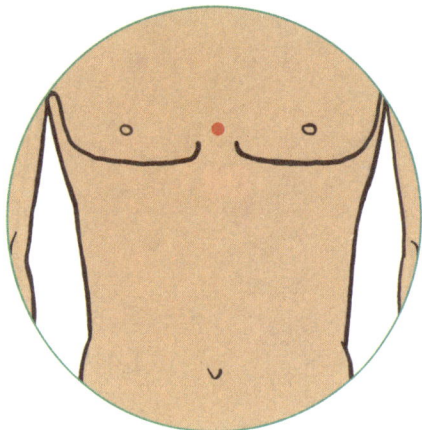

内关

（2）膻中

穴位查找技巧：位于前正中线上，平第四肋间，于两乳头连线的中点处。

穴位按摩方法：用拇指按压膻中

1分钟，然后按揉1分钟。也可以将手掌压在膻中上，顺时针揉100次，逆时针揉100次。按揉此穴能改善心脏的神经调节，增加心肌供血，有效缓解胸闷、气短、心烦和心悸，减少心室期前收缩。

（3）至阳

穴位查找技巧：位于背部正中第七、第八胸椎棘突之间。

穴位按摩方法：手弯到后背，用食指和中指用力按压至阳，局部可有酸胀感。每次按压1分钟，每日按压3次。按压此穴可有效缓解、防止心绞痛发作。如果同时对膻中和至阳做按摩，效果会更好。

（4）神门

穴位查找技巧：握拳后找到纵向最外的小指方向的筋，筋的内侧延长线与手腕处最粗的横纹的交叉处。左、

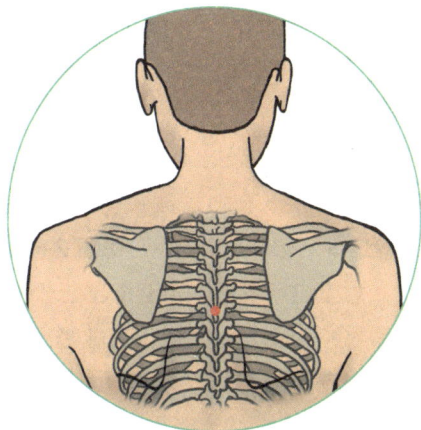

至阳

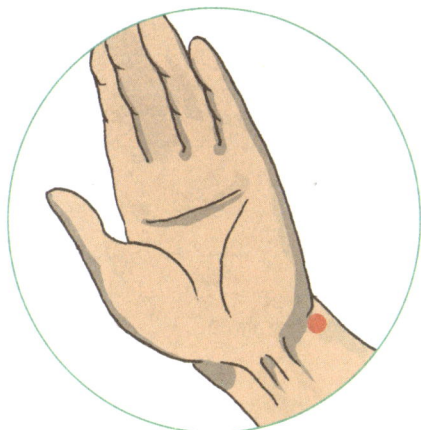

神门

（5）心俞

穴位查找技巧：位于背部第五胸椎棘突下旁开 1.5 寸处。左、右各一。

穴位按摩方法：用拇指直接点按此穴，然后以顺时针方向按揉，每分钟 80 下，每日 2 ~ 3 次。按摩心俞能缓解冠心病、心绞痛，并改善心肌缺血状况。

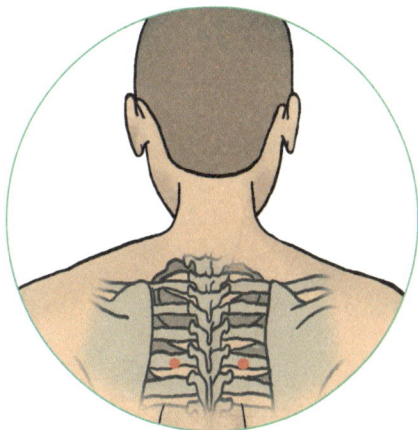

心俞

（6）劳宫

穴位查找技巧：位于手掌心，在第二、第三掌骨之间偏于第三掌骨，握拳屈指时中指尖处。左、右各一。

穴位按摩方法：可采用按压、揉推等方法。用拇指对准劳宫按压 2 分钟。左、右手交叉进行，每穴各操作 10 分钟，每日 2 ~ 3 次。按摩此穴能起到强壮心脏的作用。

（7）郄门

穴位查找技巧：从肘横纹到腕横

右各一。

穴位按摩方法：弯曲拇指，以拇指指尖垂直按压此穴，左、右各按压 3 ~ 5 分钟，要轻压快揉，先左后右。每日早、晚各 1 次。按摩此穴可有效缓解胸闷、胸痛、心慌、头痛、头晕、失眠等症状。

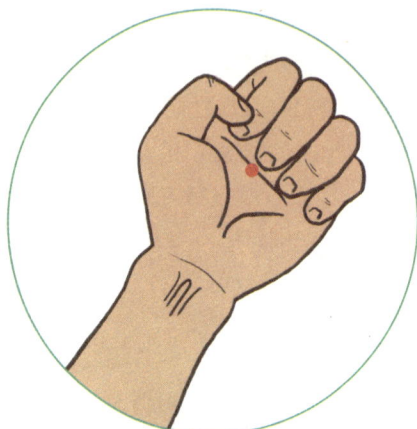
劳宫

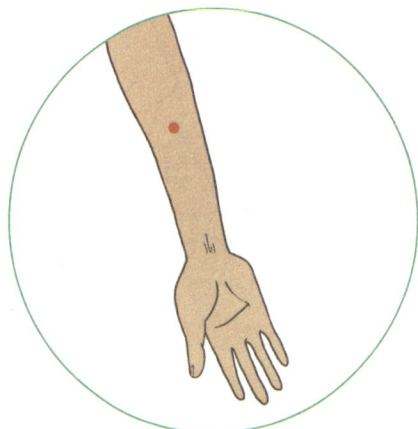
郄门

纹是 12 寸，从腕横纹开始取 5 寸的位置即是。左、右各一。

穴位按摩方法：拇指指尖置于郄门上，其余四指置于该穴背面，拇指切按郄门，用力由轻到重，切按20～30秒后放松数秒，反复切按多次，以局部出现胀痛并向上臂及胸部传导为佳。

（8）素髎

穴位查找技巧：位于人体的面部，鼻尖的正中央。

穴位按摩方法：用拇指或食指指腹压住素髎，施力揉按，按30秒后放松3～5秒，反复进行。每日2～3次，力度自行掌握，直至局部出现强烈酸胀感为止。此法适用于呼吸浅的抢救治疗。

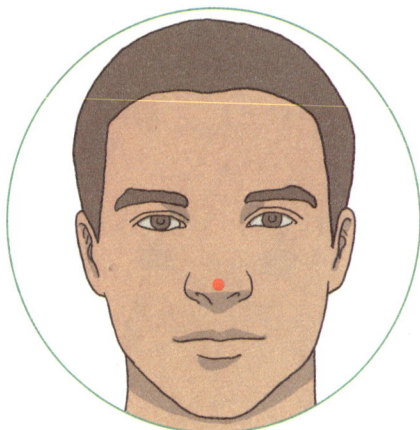
素髎

十三、颈椎痛

颈椎痛是颈椎间盘退行性变、颈椎骨质增生等引起的一种症状。本病症在于预防，如时刻保持良好的姿势，将自己想象成一只美丽的天鹅，有意识地拉伸颈部。从侧面上看，耳朵、颈部、肩部、手臂和大腿都在一条直线上，头顶感觉像是有一根绳子在向上拉着。

1. 病因

　　长时间保持一个姿势，如低头看手机，容易导致颈部肌肉疲劳，以及颈部长期承受头部重量，使颈部和双肩肌肉出现紧张、疼痛和僵硬。这种状态导致关节活动时出现轻微的关节弹响声，这通常是颈椎关节软骨磨损或肌腱滑动时产生的声音。

2. 缓解方法

　　长时间伏案工作的人要经常活动颈部，以解除颈部肌肉疲劳，也可以通过按摩颈部周围的穴位来缓和症状。适度的按摩和运动不仅能帮你缓解颈部的不适，还能帮你全方位练就天鹅美颈。

3. 主要穴位

　　完骨、天柱、风池、大椎、肩井、曲池、手三里。

4. 穴位按摩操作技巧

（1）完骨

　　穴位查找技巧：从耳后的乳状突起的最高点横着向发际移动手指，发

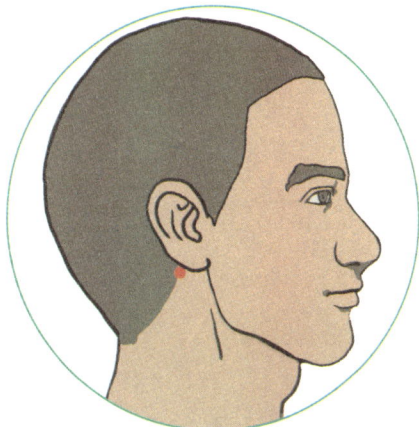

完骨

现的凹陷部位即是。左、右各一。

　　穴位按摩方法：用拇指指腹对穴位进行揉压，每次3～5圈，重复多次，直至症状缓和。强度以感觉舒适为宜。

（2）天柱

　　穴位查找技巧：在颈部，脖子处突起的肌肉（斜方肌）外侧凹陷处，

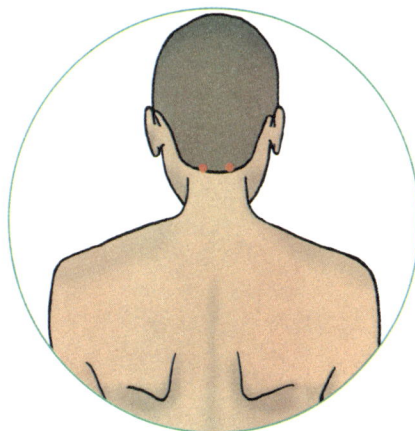

天柱

约后发际正中旁开约 2 厘米处。左、右各一。

穴位按摩方法：用拇指指腹对穴位进行往复按压，以 3 ~ 5 个往复为 1 组，直至症状缓解为止。强度以感觉舒适为宜。

（3）风池

穴位查找技巧：位于颈部耳后发际下凹陷内。左、右各一。

穴位按摩方法：用两手拇指分别

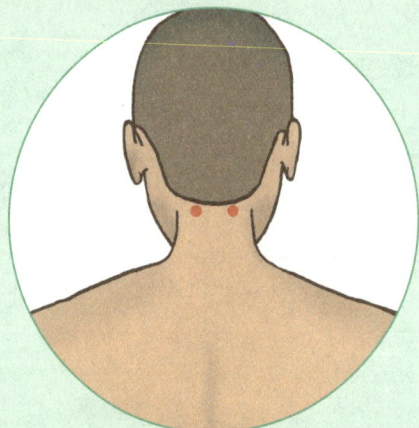

大椎

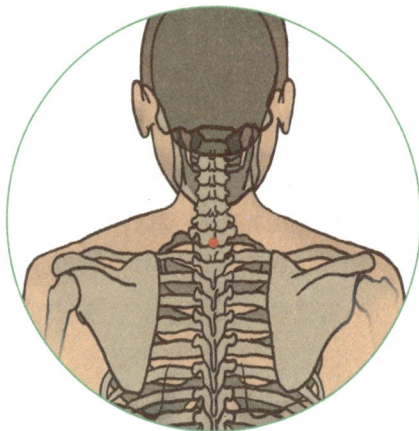

风池

按在同侧风池，其余手指附在头的两侧，由轻到重揉按 20 ~ 30 次，每次 10 分钟。

（4）大椎

穴位查找技巧：首先找到头前倾时颈后最为突出的椎骨，就是第七颈椎。大椎位于第七颈椎下方。

穴位按摩方法：将左手四指并

拢放于上背部，用力反复按摩大椎 20 ~ 30 次，然后换右手，手法同前，至局部发热为佳。

（5）肩井

穴位查找技巧：在肩上，第七颈椎和肩峰端连线的中点上，肩部肌肉最膨大处。左、右各一。

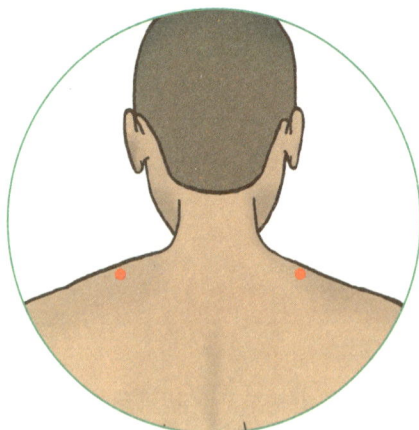

肩井

经络穴位按摩大全 彩图版

穴位按摩方法：以左（右）手中指指腹按对侧肩井，由轻到重按压10～20次，两侧交替进行。

（6）曲池

穴位查找技巧：位于肘横纹外侧端，屈肘，尺泽与肱骨外上髁连线的中点处。左、右各一。

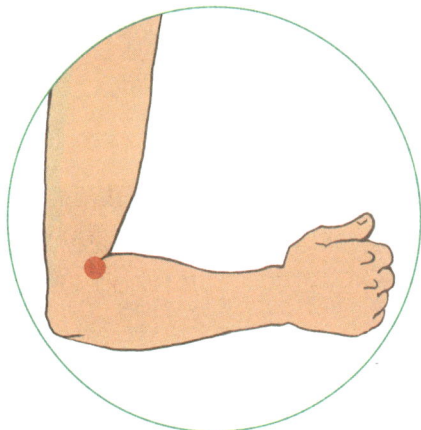

曲池

穴位按摩方法：将一手拇指指腹放在对侧曲池上，由轻渐重按揉1分钟，双手交替进行。

（7）手三里

穴位查找技巧：屈肘时产生的横纹的一端（曲池）向手腕方向三横指处（即2寸）。左、右各一。

穴位按摩方法：以拇指或食指指端，由轻渐重按压3～5分钟。每日早、晚各按压1次。

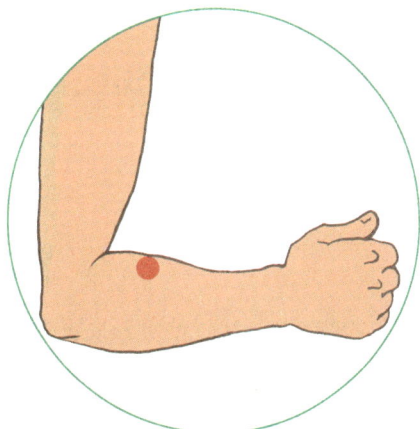

手三里

十四、痔疮

人体直肠末端黏膜下和肛管皮肤下静脉丛发生扩张和屈曲所形成的柔软静脉团，称为痔，又名痔疮。"十人九痔"，这个数字让人"晕"，更让人烦的是它时刻让人感到不适应和尴尬，让人痛苦不堪，筋疲力尽。

1. 病因

形成痔疮的原因很多，主要有便秘、受凉、剧烈运动等。

2. 缓解方法

急性痔疮可以用手帕蘸凉水对肛门进行冷敷，也可以每日进行穴位按摩。

3. 主要穴位

百会、孔最、长强、肛门、陶道、腰俞。

4. 穴位按摩操作技巧

（1）百会

穴位查找技巧：位于头顶正中的凹陷处。

穴位按摩方法：用中指指端对该穴位进行轻度垂直按压，强度以感觉舒适为宜。每次按压 3 ~ 5 秒，每日 3 ~ 7 次，直至症状缓解为止。

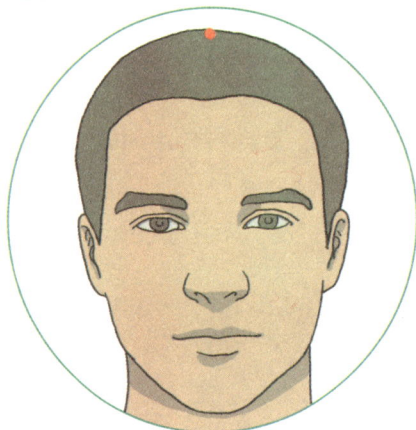

百会

（2）孔最

穴位查找技巧：在前臂掌面桡侧（拇指一侧），当尺泽与太渊连线上，腕横纹上 7 寸。左、右各一。

穴位按摩方法：用拇指指腹对穴

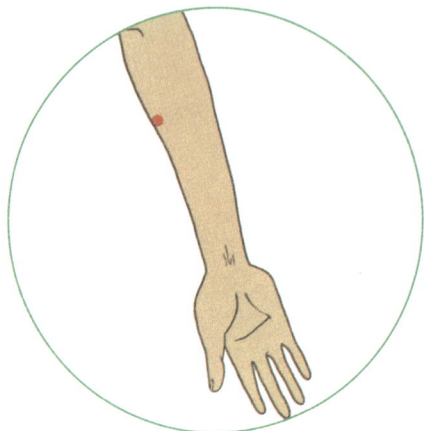

孔最

位进行往复按压，每次往复按压 1 ~ 2 分钟，两侧交替进行。每日进行 3 ~ 7 次。

（3）长强

穴位查找技巧：位于尾骨尖前面。

穴位按摩方法：用中指指端按揉尾骨端长强 20 ~ 30 次，每次按揉约

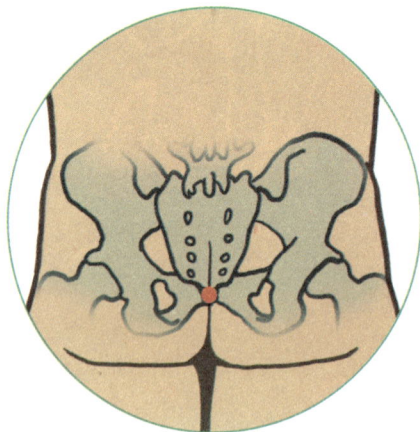

长强

经络穴位按摩大全 彩图版

5分钟，可改善肛门血液循环。

（4）肛门

穴位查找技巧：位于肛门。

穴位按摩方法：找2层医用纱布（干净绸布也可）紧贴肛门，右手食指和中指并放布上，按压肛门，一按一松，如此反复按压约2分钟，每日3次。勿用力过猛。按压肛门最好在久坐或大便后进行。

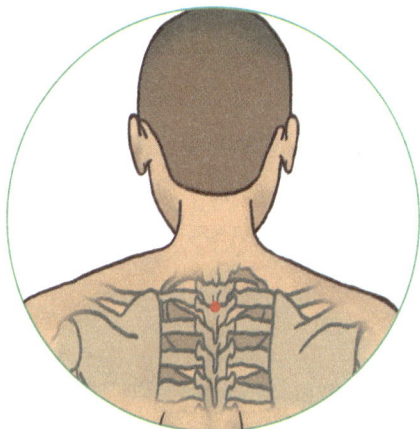
陶道

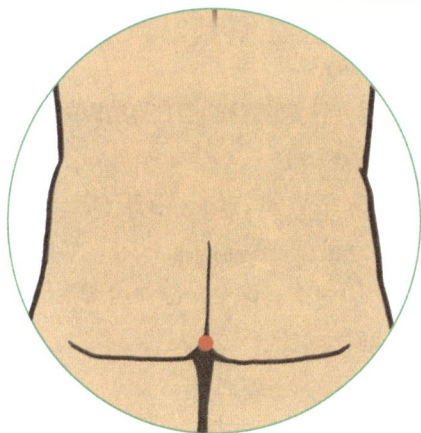
肛门

（5）陶道

穴位查找技巧：位于颈部下端，后正中线上，第一、第二胸椎棘突之间的凹陷处。

穴位按摩方法：按压时，一面缓缓吐气，一面强压6秒，如此重复10次。

（6）腰俞

穴位查找技巧：位于臀沟分开处。

穴位按摩方法：按压时，一面缓缓吐气，一面强压6秒，如此重复10次。操作时将肛门用力夹紧，效果会更佳。

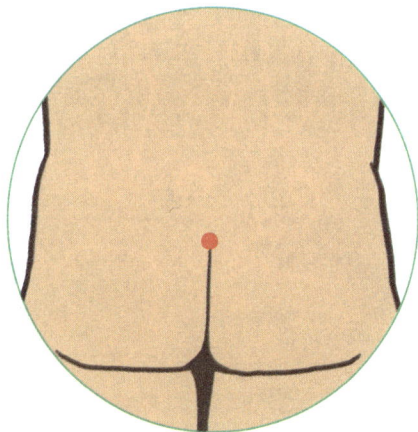
腰俞

十五、假性近视

假性近视是指散瞳后近视度数低于50度的近视，发病率只占近视患者的2.4%，而且可以恢复。

1. 病因

所谓的假性近视，实际上是一种由于不正确的用眼导致睫状肌痉挛，从而使晶状体变得更凸、屈光力增加的一种近视现象。过近距离阅读、超长时间近距离做作业、照明不佳、眼睛不断转动、筋肉或神经负担过重等，易使人患假性近视。

2. 缓解方法

患假性近视时，必须消除眼睛的疲劳。消除眼睛疲劳很好的一种方法是穴位按摩。

3. 主要穴位

行间、睛明、攒竹、太阳、风池、四白。

4. 穴位按摩操作技巧

（1）行间

穴位查找技巧：位于第一趾和第

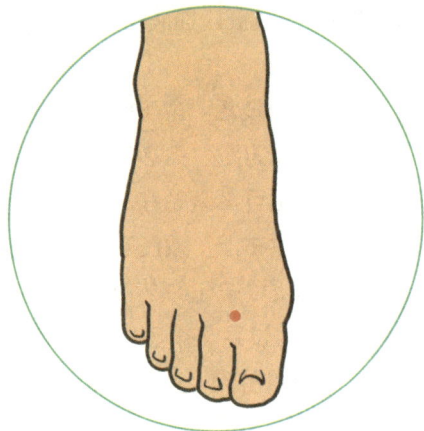

行间

二趾之间，趾蹼缘的后方赤白肉际处。左、右各一。

穴位按摩方法：指压时一面吐气，一面强压到稍有疼痛感，如此重复2～3次。这个穴位对运动不足、暴饮暴食引起的眼睛疲劳最有效。

（2）睛明

穴位查找技巧：鼻根部紧挨两眼目内眦处。左、右各一。

穴位按摩方法：食指指端点按睛明，按时吸气，松时呼气，然后轻揉36次，每次停留2～3秒。用手指按在穴位上时，可以感觉到鼻梁深处有隐痛。经常按摩此穴位可以消除眼睛疲劳。

（3）攒竹

穴位查找技巧：位于眉头下方稍凹陷处。左、右各一。

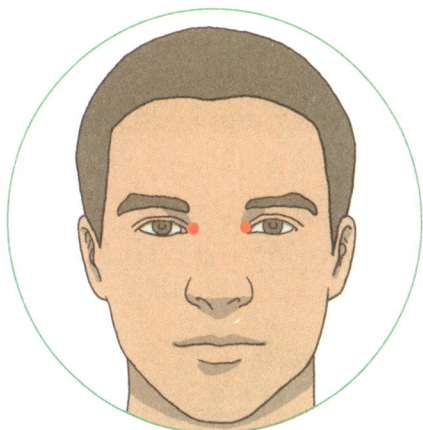
睛明

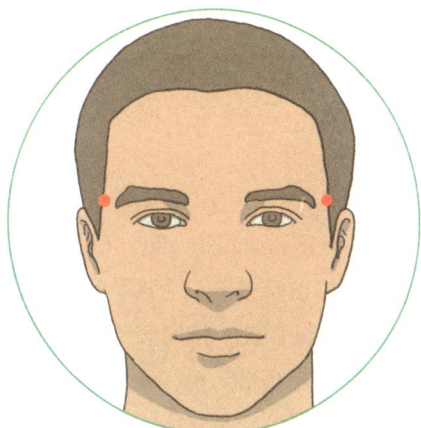
太阳

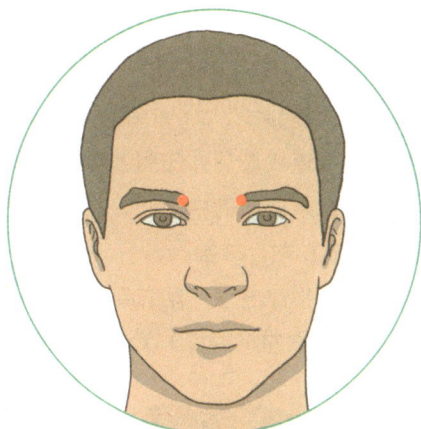
攒竹

穴位按摩方法：用两手拇指同时压于左、右的太阳上，一边用力压，一边揉，如此反复做 36 次。每次按压后要稍微抬起拇指，换气后再按压。

（5）风池

穴位查找技巧：位于颈部耳后发际下凹陷内。左、右各一。

穴位按摩方法：用手指指端点压攒竹，然后轻揉 1～2 分钟，会出现酸胀感。

（4）太阳

穴位查找技巧：位于眉梢到耳朵之间大约 1/3，用手触摸到的凹陷处。左、右各一。

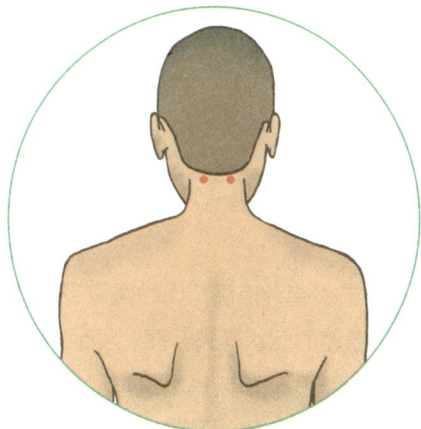
风池

穴位按摩方法：拇指顺着后颈脊柱两旁往上推，推到风池后按压约3秒，再放松，重复3~5次。

（6）四白

穴位查找技巧：在面部，瞳孔直下，当眶下孔凹陷处。左、右各一。

穴位按摩方法：用双手的食指略微用力按压四白，按时吸气，松时呼气，然后轻揉36下，每次持续按压3秒。早、中、晚各1次。

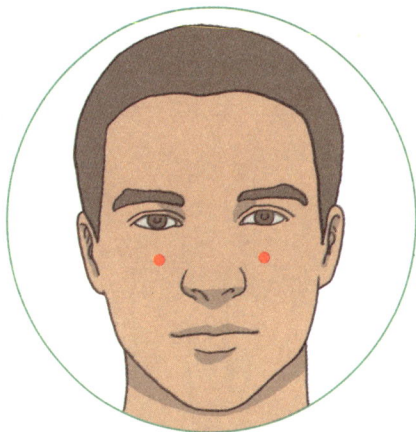

四白

十六、关节痛

关节炎牵涉范围广，种类繁多，病因各异，普遍的症状是关节痛。大部分时间，对于关节痛我们都选择忍受，但是这样会加重病情。关节痛能及时治疗的，一般都能够缓解或治愈。

1. 病因

关节炎一般与衰老、创伤、炎症、肥胖、代谢障碍和遗传等因素有关。关节痛并不仅限于膝盖，有时脚踝、手腕、手臂也会感到疼痛。关节既是人体重要部位，也是人体的薄弱环节。

2. 缓解方法

按摩是物理治疗手法，治疗关节痛非常有效。

3. 肩关节痛主要穴位

（1）肩井

穴位查找技巧：在肩上，第七颈椎和肩峰端连线的中点处，肩部肌肉最膨大处。左、右各一。

穴位按摩方法：用右手拇指、食指用力捏拿左肩井10次，再换左手

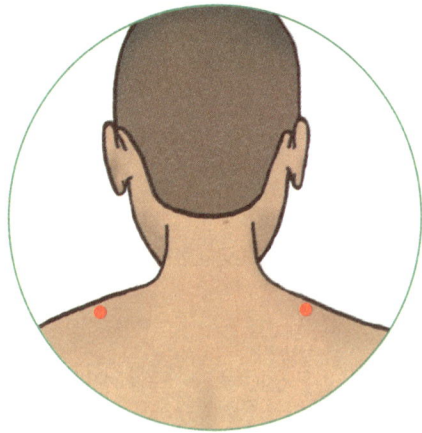

肩井

轻松穴位按摩大全 彩图版

捏拿右肩井 10 次。如此左、右轮换，捏拿两肩井各 20 次。

（2）曲池

穴位查找技巧：位于肘横纹外侧端，屈肘，尺泽与肱骨外上髁连线的中点处。左、右各一。

穴位按摩方法：右手食指按压左肘曲池，反复按压 3～5 下，每次 3～5 分钟，再换左手食指按压右肘曲池，手法同前。每日按摩 2 次。

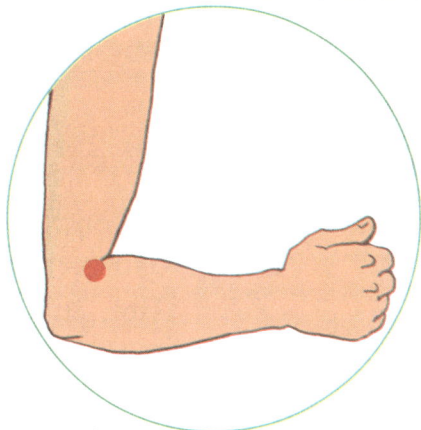

外关

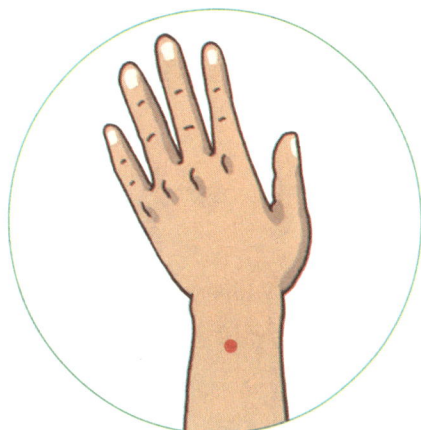

曲池

（3）外关

穴位查找技巧：位于腕背最大横纹的中央向肘部三横指宽处。左、右各一。

穴位按摩方法：用拇指揉、点此穴，力量由轻到重，以穴位有酸胀感为度，每次 15 秒，反复揉、点30～60 次。

4. 肘关节痛主要穴位

（1）手三里

穴位查找技巧：屈肘时产生横纹的一端（曲池）向手腕方向三横指处（即 2 寸）。左、右各一。

穴位按摩方法：右肘痛，用左手拇指指尖掐按右手手三里，然后按顺时针方向点、揉约 1 分钟；左肘痛，右手拇指指尖掐按左手手三里，然后按顺时针方向点、揉约 1 分钟。力度以感到酸胀感为佳。

（2）合谷

穴位查找技巧：在手背，第一、第二掌骨间，第二掌骨桡侧的中点处。可用一只手的拇指第一个关节横纹正对另一只手的虎口边，拇指屈曲按下，指尖所指处就是合谷。左、右各一。

穴位按摩方法：按摩合谷时，可

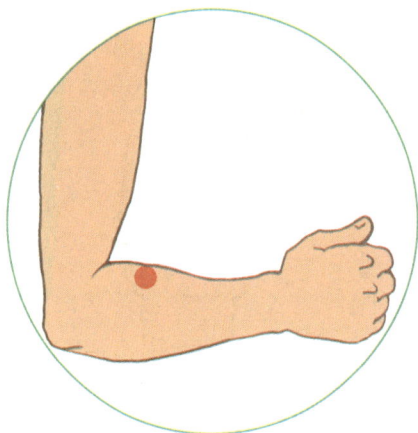

手三里

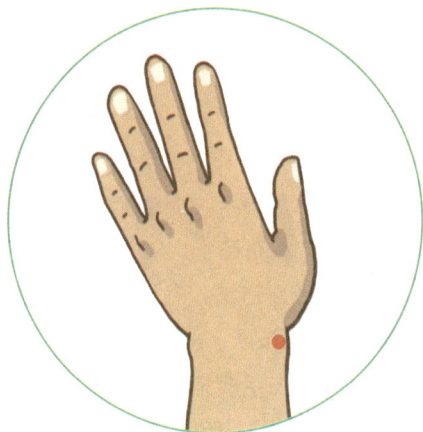

阳溪

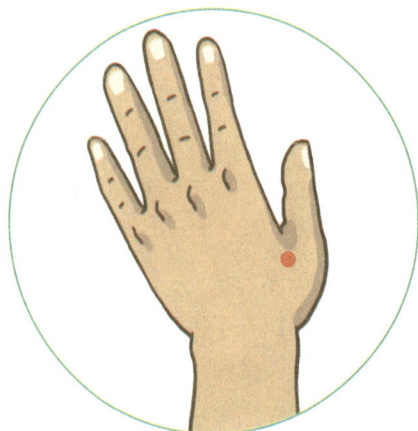

合谷

用双手拇指按顺时针方向交替按摩。每日 2 ~ 3 次，每次 10 分钟。

5. 腕关节痛主要穴位

（1）阳溪

穴位查找技巧：位于人体的腕背横纹桡侧，拇指向上翘时，拇短伸肌腱与拇长伸肌腱之间的凹陷处。左、右各一。

穴位按摩方法：先用右手食指指尖点按左手阳溪 5 分钟，前 2 分钟点按不动，后 3 分钟指尖不离位转动，然后换左手食指指尖点按右手阳溪，手法同前。

（2）阳池

穴位查找技巧：位于腕背横纹中，指伸肌腱的尺侧缘凹陷处。左、右各一。

穴位按摩方法：用中指指腹揉阳池，然后适当用力按压 1 分钟，每日 2 次。

（3）腕骨

穴位查找技巧：沿小指尺侧向后，靠近腕横纹的凹陷处。左、右各一。

穴位按摩方法：用健康手的拇指掐住患手的腕骨，由轻到重反复按揉，

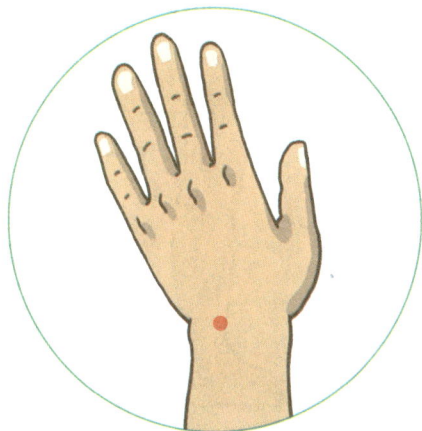

阳池

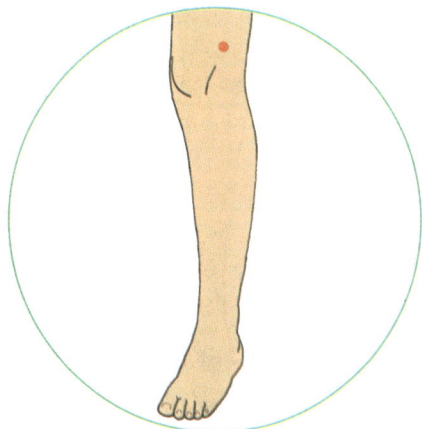

梁丘

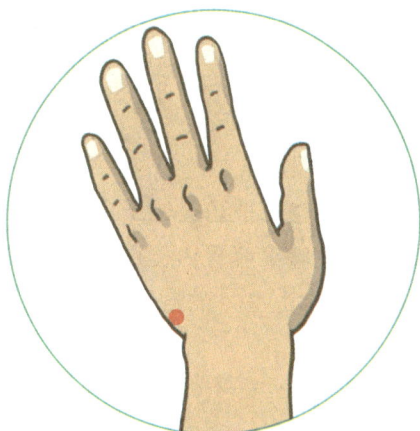

腕骨

每次按摩 3 ~ 10 分钟，每日可反复进行 3 ~ 5 次。

6. 膝关节痛主要穴位

（1）梁丘

穴位查找技巧：位于膝上 2 寸两筋之间。伸展膝盖，筋肉凸出的凹陷处即是该穴。左、右各一。

穴位按摩方法：双手拇指置于梁丘上，用力按揉 3 ~ 5 分钟，疼痛症状就能缓解。

（2）膝眼

穴位查找技巧：屈膝，在髌韧带两侧凹陷处，在内侧的称内膝眼，在外侧的称外膝眼。左、右都有。

穴位按摩方法：用双手中指按压内、外膝眼，一面缓缓吐气，一面强压 6 秒，如此左、右各做 10 次算 1 回，每日做 3 回。

（3）足三里

穴位查找技巧：位于外膝眼下方 3 寸（四横指宽），胫骨外侧约一横指处。左、右各一。

穴位按摩方法：拇指指端点按足三里，一按一松，连续做 36 次，时

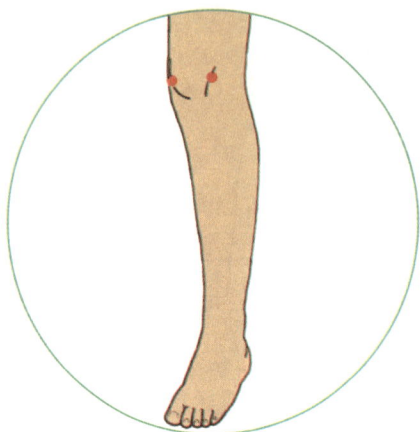
膝眼

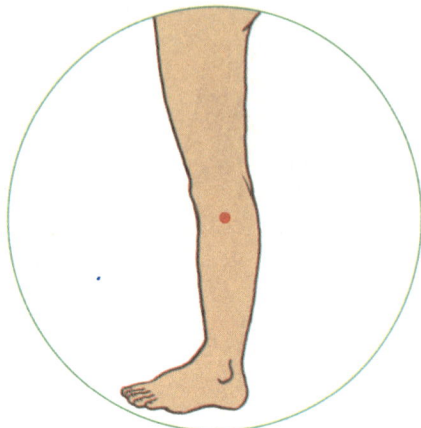
阳陵泉

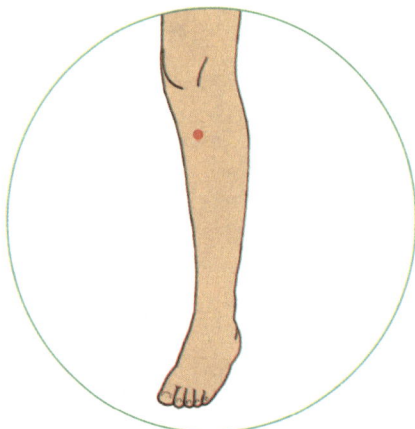
足三里

按左腿上的阳陵泉 20 次，再以右手拇指指端点按右腿上的阳陵泉 20 次，连续按揉 5 分钟左右。

（5）阴陵泉

穴位查找技巧：位于人体的小腿内侧，膝下胫骨内侧凹陷处，与阳陵泉相对。左、右各一。

间为 1 ~ 3 分钟，力度适中。两侧交替进行。

（4）阳陵泉

穴位查找技巧：位于人体的膝盖斜下方，小腿外侧的腓骨小头稍前凹陷处。左、右各一。

穴位按摩方法：左手拇指指端点

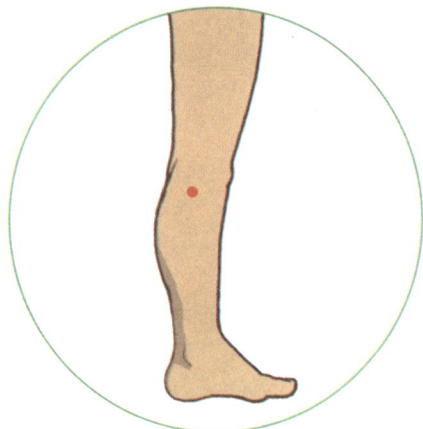
阴陵泉

全格穴位按摩大全 彩图版

穴位按摩方法：左、右穴位各按摩 60 下，每日早、晚各 1 次。

（6）三阴交

穴位查找技巧：首先将脚尖前伸，然后找出内脚踝最高处，将小指的第一个关节的外侧紧贴此处，伸直四指，试着按压内脚踝向膝盖方向正上方，食指的第二个关节处，如果有疼痛或者舒服感则为三阴交。左、右各一。

穴位按摩方法：用拇指点压、揉按三阴交，反复按压 3 ~ 5 分钟。

7. 踝关节痛主要穴位

（1）解溪

穴位查找技巧：位于小腿与足背交界处的横纹中央凹陷处。左、右各一。

穴位按摩方法：用拇指指腹向下按压解溪，一面吐气一面用力，10 秒后放手，停 5 秒，如此做 10 次。

（2）昆仑

穴位查找技巧：从足部外侧脚踝的最高处向后，外踝尖与跟腱之间的凹陷处。左、右各一。

穴位按摩方法：放松肌肉，一边缓缓吐气，一边用拇指强压昆仑，6 秒后放手，停 5 秒，如此重复 10 次。

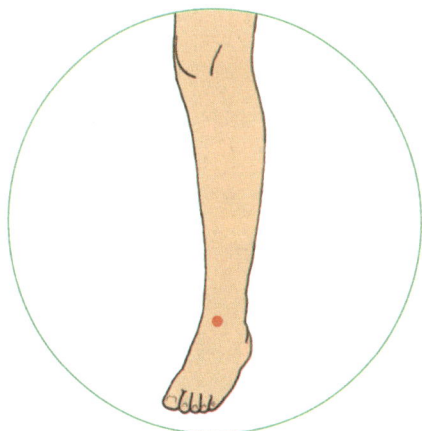

昆仑

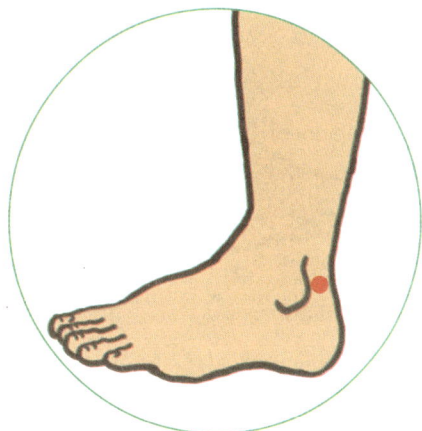

解溪

（3）悬钟

穴位查找技巧：在小腿外侧，外踝尖直上3寸，腓骨前缘处。左、右各一。

穴位按摩方法：用拇指按揉悬钟，其余四指把住小腿，连续按压15分钟，每日3次。

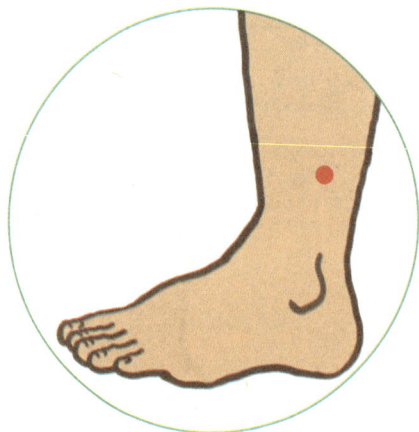

悬钟

第四章

心理问题的穴位按摩调治

随着社会节奏的加快，人们的生活节奏也急剧加快，尤其是以都市白领为主体的人群，工作压力大、紧张度高。这类人群因长期处于精神高度紧张状态下，又得不到应有的调适，使身心过度疲劳，久而久之，必然会导致焦虑症、抑郁症等精神障碍和心理问题。从生理角度讲，长期精神高度紧张也会使人体内分泌功能失调，免疫力下降，从而导致各种生理疾病。

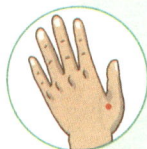

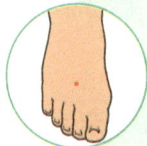

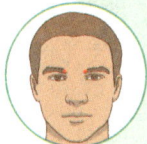

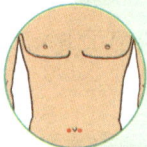

一、自主神经失调症

自主神经失调症不是病，只是一个概念而已。治疗它不必吃药，更不需要看医生，对待它如同面对压力，稍做调节即可。

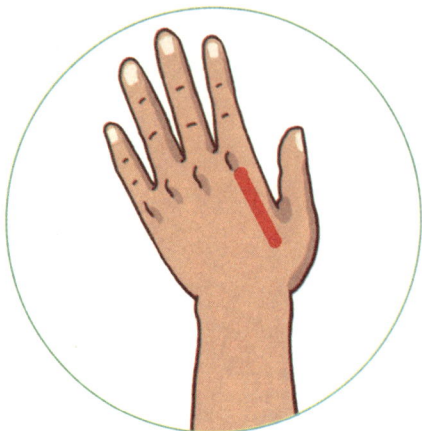
全息律穴位群

1. 病因

自主神经是我们神经系统中非意识可控制的神经系统。这个系统掌控了唾液分泌、胃肠蠕动、膀胱收缩等功能。当人们处在压力之下，跟自主神经有关的功能常会出现不正常的运作，常见的问题有拉肚子、胃痉挛、火气大、失眠等。

2. 缓解方法

很难找到治疗方法，可以尝试穴位按摩法来缓解症状。

3. 主要穴位

全息律穴位群、印堂。

4. 穴位按摩操作技巧

（1）全息律穴位群

穴位查找技巧：位于食指指根到食指指骨与拇指指骨相交处为止的食指指骨内侧（拇指侧）。左、右各一。

穴位按摩方法：从上（指尖侧）向下（手腕侧）用拇指指腹按压，往复 3 ~ 7 次。按摩此穴位对头晕、盗汗有效。

（2）印堂

穴位查找技巧：位于前额部，两眉头间连线与前正中线的交点处。

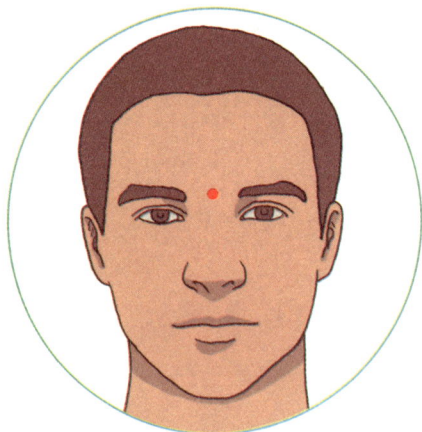
印堂

穴位按摩方法：用中指对穴位进行 3～5 秒的轻度垂直按压，共计按压 30～60 秒，直至症状缓和为止。此处肌肉薄弱，不可用力过大。

二、精神高度紧张

人在生活中承受来自各方的压力，每根神经都绷得紧紧的，长此以往就会心理失控。

1. 病因

我们在日常生活中常常会因为工作压力、人际关系等处于生气、不安等紧张状态。普通的紧张都是暂时性的。突发性的紧张是一种恐惧感，它使人睡眠不安、注意力不能集中、头痛、心悸、腹背疼痛、疲惫。

2. 缓解方法

完全摆脱紧张几乎是不可能的，我们只能通过适当的休息和相关的穴位按摩来缓解。

3. 主要穴位

神门、百会。

4. 穴位按摩操作技巧

（1）神门

穴位查找技巧：握拳后找到纵向最外的小指方向的筋，筋的内侧延长线与手腕处最粗的横纹的交叉处。左、右各一。

穴位按摩方法：用拇指指腹对该穴位进行 3～5 秒的垂直按压，直至心情平静为止。预防紧张情绪可每周进行 1～2 次按压。

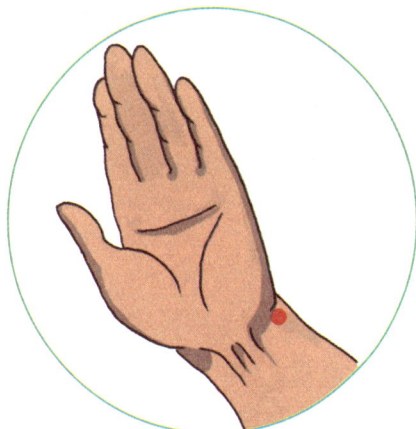

神门

（2）百会

穴位查找技巧：位于头顶正中的凹陷处。

穴位按摩方法：用中指指端对该穴位进行 3～5 秒的轻度垂直按压，直至心情平静为止。力度以感觉舒适为宜。

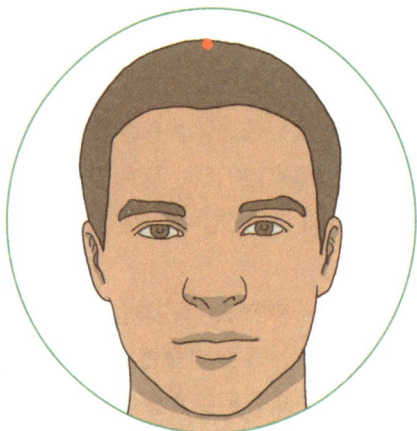
百会

三、情绪烦躁

路越来越堵、车越来越多、工作越来越重、快乐越来越少，烦，烦，烦。或许你正处在一个烦躁期。

1. 病因

情绪烦躁是由于神经过度兴奋造成的。

2. 缓解方法

如果有时间，可以通过喝个下午茶来缓解；如果没有时间，可以通过深呼吸、按摩来缓解。

3. 主要穴位

百会、内关、申脉。

4. 穴位按摩操作技巧

（1）百会

穴位查找技巧：位于头顶正中的凹陷处。

穴位按摩方法：按压时，一边缓缓吐气，一边用手掌慢慢敲打该穴位，每次打10下，每日打3次。

（2）内关

穴位查找技巧：在前臂掌侧，位于手腕最粗的横纹中央向肘部三横指处（2寸），掌长肌腱与桡侧腕屈肌腱之间。左、右各一。

穴位按摩方法：用拇指指端在该穴位进行轻度的垂直按压，每次持续3～5秒，每日按压直至症状消除。不可进行强力按压。

（3）申脉

穴位查找技巧：位于足外侧，外踝尖直下方凹陷处。左、右各一。

穴位按摩方法：按压时，一边缓缓吐气（尽可能将一次所吸之气缓缓长吐），一边按压2次，直至症状缓解。按压数日，可使人平静下来，让人集中注意力做事。

四、狂躁症

身边总有些让你抓狂的人和事，狂躁的情绪牢牢地控制着你，使你心浮气躁、困扰不已……

1. 病因

狂躁症产生的原因是过度紧张导致的自主神经功能紊乱。在一个封闭的空间里上班，每日重复着同样的事情，日复一日，年复一年，每日的生活都规律得让人发疯，由此可能产生的"办公室狂躁症"也会给我们的生活带来危害。

2. 缓解方法

当情绪开始烦躁不安、失控时，就先数数，数完10下平静下来再做其他事，要慢慢地、一个一个地数。数数可以缓解压力，平复起伏不定的情绪。按摩穴位能够活跃副交感神经，起到平复情绪的作用。

3. 主要穴位

内关、巨阙、大敦、肝俞、鸠尾。

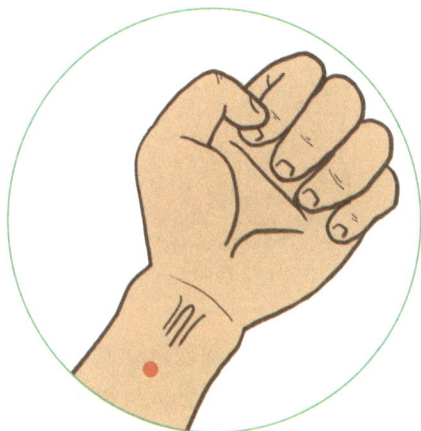

内关

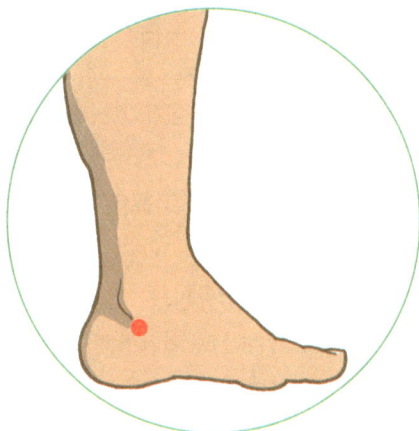

申脉

4. 穴位按摩操作技巧

（1）内关

穴位查找技巧：在前臂掌侧，位于手腕最粗的横纹中央向肘部三横指处（2寸），掌长肌腱与桡侧腕屈肌腱之间。左、右各一。

穴位按摩方法：用拇指指端对该穴位进行轻度的垂直按压。每次持续3～5秒，一边深呼吸，一边按压，重复3～7次。按压此穴能起到安定精神、使人平静的效果。要避免强力按压内关。如果还未能缓解症状，可以接着按压巨阙。

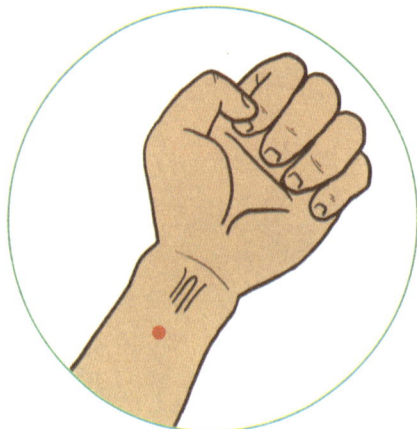

巨阙

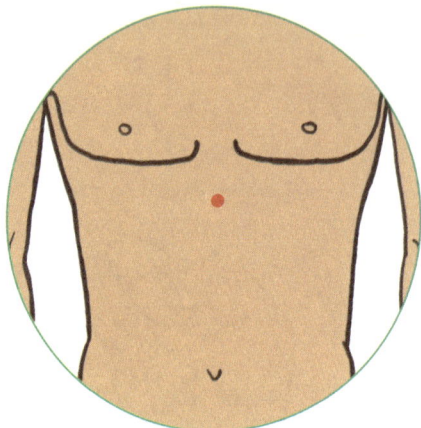

内关

（2）巨阙

穴位查找技巧：位于胸骨下端向下三横指处。

穴位按摩方法：用中指指腹对穴位进行轻度按压，每次持续3～5秒，直至心情平静为止。此穴位临近内脏，不可强力按压。

（3）大敦

穴位查找技巧：在足大趾末节内侧，距趾甲角0.1寸处。左、右各一。

穴位按摩方法：强压7～8秒为1次，重复按压10次，每日1回。指压大敦能使头脑清晰、缓解焦躁情绪。

（4）肝俞

穴位查找技巧：将脖子向前倾时，脊柱最突出骨向下数第九和第十块骨之间，以此为起点旁开1.5寸处。左、右各一。

穴位按摩方法：双手拇指用力按压此穴，一边缓缓吐气一边按压。如此重复20次，能除去全身疲惫感。

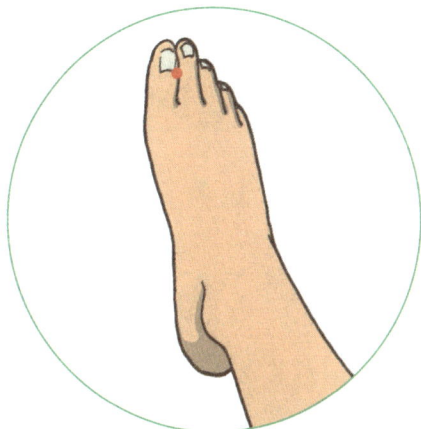

大敦

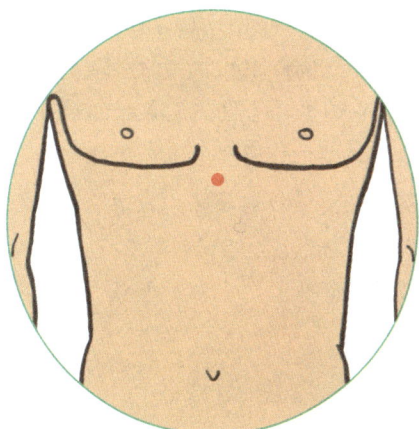

鸠尾

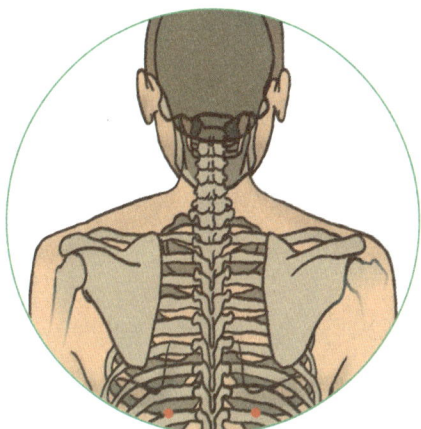

肝俞

（5）鸠尾

穴位查找技巧：前正中线上，最底下肋骨下1寸处。

穴位按摩方法：用两手拇指按压此穴，作圈状按摩，左、右各60次。按摩此穴能稳定焦躁的情绪。

五、心理处于倦怠期

不想动腿，不想动嘴，更不想动脑，觉得今年像去年，去年像前年，每天的日子都一样，如同白开水，没滋没味。总之一句话，没劲。这就是心理倦怠期的表现，每个人都会有倦怠期，就如同身体在高强度的劳动下会有疲劳期一样。正常情况下，心理倦怠期其实是为下一个活跃期做心理调适和准备的过程，每个人都会出现。如果一个人没有心理倦怠期，那么这个人很可能面临心理崩溃的危险。

1. 病因

总是感觉没精神，全身慵懒，疲倦，提不起劲。倦怠有两种。一种是职业倦怠：上班族在工作的重压之下所体验到的身心俱疲、能量被耗尽的感觉，和肉体上的疲倦劳累是不一样的，它是源自心理的疲乏。另一种是生活倦怠：时常会出现心灰意懒、对前途失去信心的表现，情绪消极，通常表现为倍感困倦、懒意浓浓、喜静、烦躁易怒等。

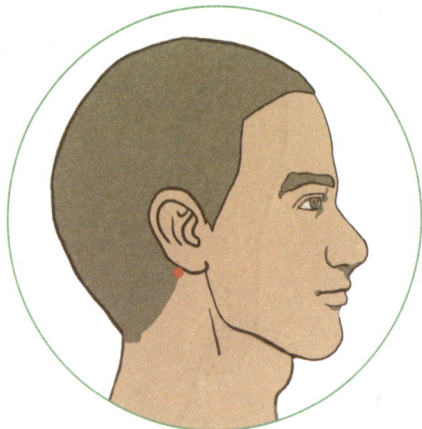

翳风

2. 缓解方法

除了适当的心理调适外，按摩穴位也有助于消除倦怠。

3. 主要穴位

翳风、足三里、脾俞、中脘。

4. 穴位按摩操作技巧

（1）翳风

穴位查找技巧：位于耳垂根部的正后方，耳后面骨和下颌相交处的凹陷部位。左、右各一。

穴位按摩方法：用双手拇指在吐气时按压该穴位，每次按压36次，每日重复3回。按压翳风对消除慵懒感、激发活力非常有效。

（2）足三里

穴位查找技巧：位于外膝眼下方3寸（四横指宽），胫骨外侧约一横指处。左、右各一。

穴位按摩方法：用拇指或中指按压足三里，每分钟按压15～20次，共计按压5～10分钟。按压足三里，会有针刺一样的酸胀、发热的感觉。这个穴位也可做艾灸，每次灸15～20分钟，每周灸1～2次。用艾条燃着的一端缓慢沿足三里上、下移动，以不烧伤局部皮肤为度。

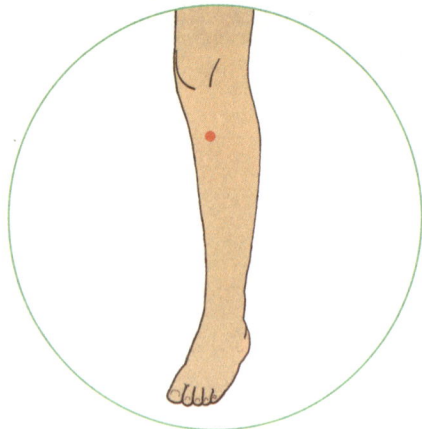

足三里

（3）脾俞

穴位查找技巧：脖子向前倾时，脊柱最突出骨向下数第十一和第十二块骨之间，以此为起点旁开 1.5 寸处。左、右各一。

穴位按摩方法：找准穴位后，用自己双手食指根部隆起的关节压在脾俞上，缓缓旋转按揉。每次以按揉 1~3 分钟为宜，每日早、晚各按揉 1 次，可通经活络、缓解倦怠。

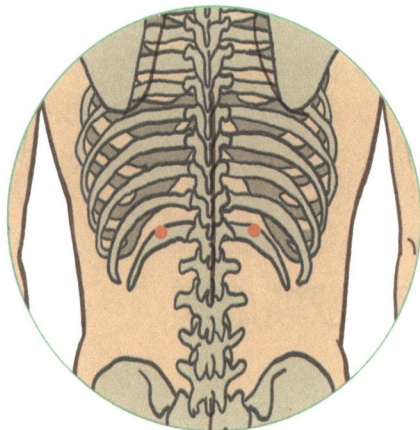
脾俞

（4）中脘

穴位查找技巧：位于胸骨下端和肚脐连线中央。

穴位按摩方法：仰卧，放松肌肉，一面缓缓吐气，一面用指端用力压该穴位，6 秒后将手移开，重复 10 次。按摩该穴可治疗精神不振、倦怠乏力。

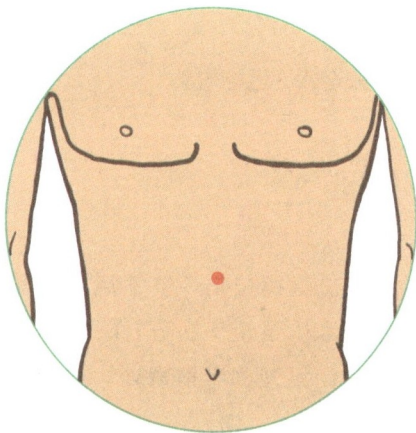
中脘

六、郁闷

郁闷是指个体感到压抑、忧郁或悲伤的心理状态，它不同于一般的悲伤情绪，往往持续时间较长，会影响人的日常生活和心理健康。

1. 病因

郁闷包括情绪低落、不安等多种状态。郁闷的原因多是个人经历的挫折、生活中的压力、人际关系的问题导致的激素分泌紊乱。

2. 缓解方法

可以每日进行 1 次穴位按摩来缓解症状。

3. 主要穴位

兴奋穴、四神聪。

4. 穴位按摩操作技巧

（1）兴奋穴

穴位查找技巧：位于后项，颞骨乳突后缘，乳突下凹陷上0.5寸处，即风池向斜外侧半指宽处。左、右各一。

穴位按摩方法：用中指对该穴位进行每次3～5圈的揉压，每日重复3～7次，直至症状缓解为止。

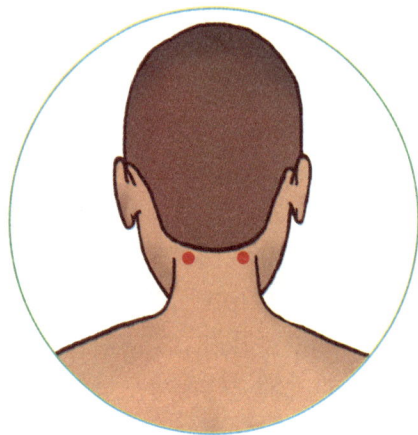

四神聪

穴位按摩方法：用中指对穴位进行每次3～5秒的垂直按压，每日重复3～7次，直至症状缓解为止。

七、歇斯底里

当一个人愤怒，就会产生一种想要毁灭一切的情绪，借此来让自己内心得到平静，企图让自己的生活有所改变。每个人或多或少都有歇斯底里的经历。

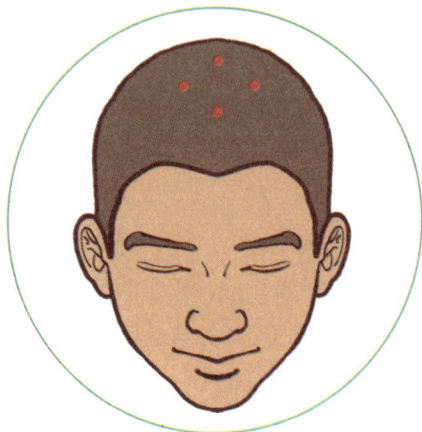

兴奋穴

（2）四神聪

穴位查找技巧：双耳连线与鼻和头顶的连线的交点为百会，以百会为原点前、后、左、右各向外一横指处。共4穴。

1. 病因

歇斯底里是基于精神性原因产生的，多因心中的不安、纠葛、焦躁、欲求不能满足等不断积累，最后突然暴发成歇斯底里的状态。歇斯底里暴发时，人会大喊大叫、砸东西、撕扯衣物等，同时还会有头痛、耳鸣、痉挛、目不能视、声不能出、浑身发抖等症状。

2. 缓解方法

对歇斯底里有效的穴位有肩井、足三里。按压上述诸穴，就能调节身体状况。

3. 主要穴位

肩井、足三里。

4. 穴位按摩操作技巧

（1）肩井

穴位查找技巧：在肩上，第七颈椎和肩峰端连线的中点上，肩部肌肉最膨大处。左、右各一。

穴位按摩方法：先以左手按揉右侧肩井5分钟，再以右手按揉左侧肩井5分钟，力度要均匀，以穴位局部出现酸胀感为佳。每日早、晚各1次。

（2）足三里

穴位查找技巧：位于外膝眼下方3寸（四横指宽），胫骨外侧约一横指处。左、右各一。

穴位按摩方法：每日用拇指或中指按压足三里，每次按压5～10分钟，每日按压15～20次。力度以穴位出现酸胀、发热的感觉为佳。

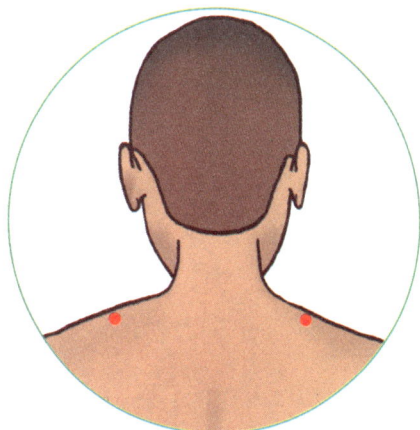

肩井

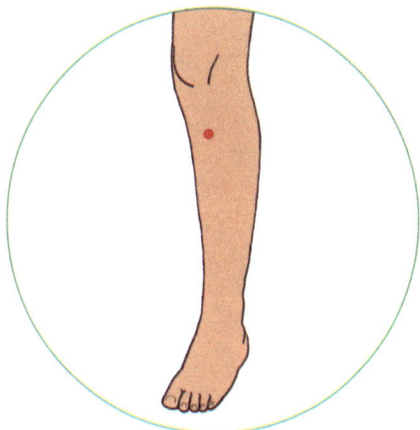

足三里

第五章

足部反射区按摩技巧

人体有12条经脉，其中有6条经过足部，足部有38个腧穴，其中有不少腧穴的位置与足部反射区的位置一致。由此可见，内脏或其他组织器官若有异常，必然会通过经络系统反映到足部，足部按摩也是通过经络这个通道，起到疏通经络、行气活血、协调脏腑、平衡阴阳、祛病健身的作用。

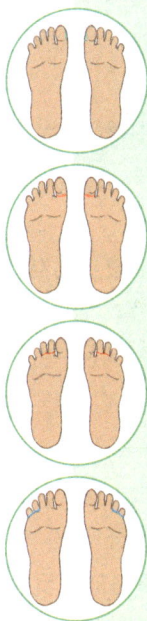

一、足部有 70 多个反射区

由于人体的特殊构造，所有器官都有神经连接至足部，其末梢神经区块就是反射区。人体的双足有 70 多个反射区，与机体各相对应的脏器组织相关联，而且各反射区之间有较明显的界限。这些反射区的病理变化（压痛反应）能准确地反映出其相关脏腑器官的病变。运用按摩手法按摩这些反射区，可以调节人体各部分的机能，起到防病治病、自我保健的效果。

二、足部反射区的分布规律

足部反射区的排列是有规律的，基本与人体大体解剖部位相一致，是按人体实际位置上下、左右、前后顺序精确排列的。将双足并拢到一起，就像从后上方向下看到的一个屈膝盘坐并向前俯伏的投影人形。

脚的拇趾：形似人的头部，其与其余各趾相当于人的头、颈、面部，内有大脑、小脑、垂体、三叉神经及眼、耳、鼻、舌、牙齿等反射区。

足底上部：相当于人的胸腔，内有肺、气管、心脏、甲状腺、甲状旁腺、斜方肌等反射区。

足底中部：相当于人的上腹部，有胃、肠、胰、肝、胆（右侧）、脾（左侧）、肾等反射区。

脚跟部位：相当于人的下腹部，有生殖器官（子宫、卵巢、前列腺等）、膀胱、尿道、阴道、肛门等反射区。

两足内侧：相当于人的脊柱部分，构成足弓的一条线，形似人的脊柱（颈椎—胸椎—腰椎—骶椎）。

从脚趾至足跟：有颈椎、胸椎、腰椎、骶椎及尾骨各部分反射区。

足外侧：相当于人的四肢部分，自上而下是肩、肘、膝等部位，足底内有肩、腰、肘、髋、股、膝关节等反射区。

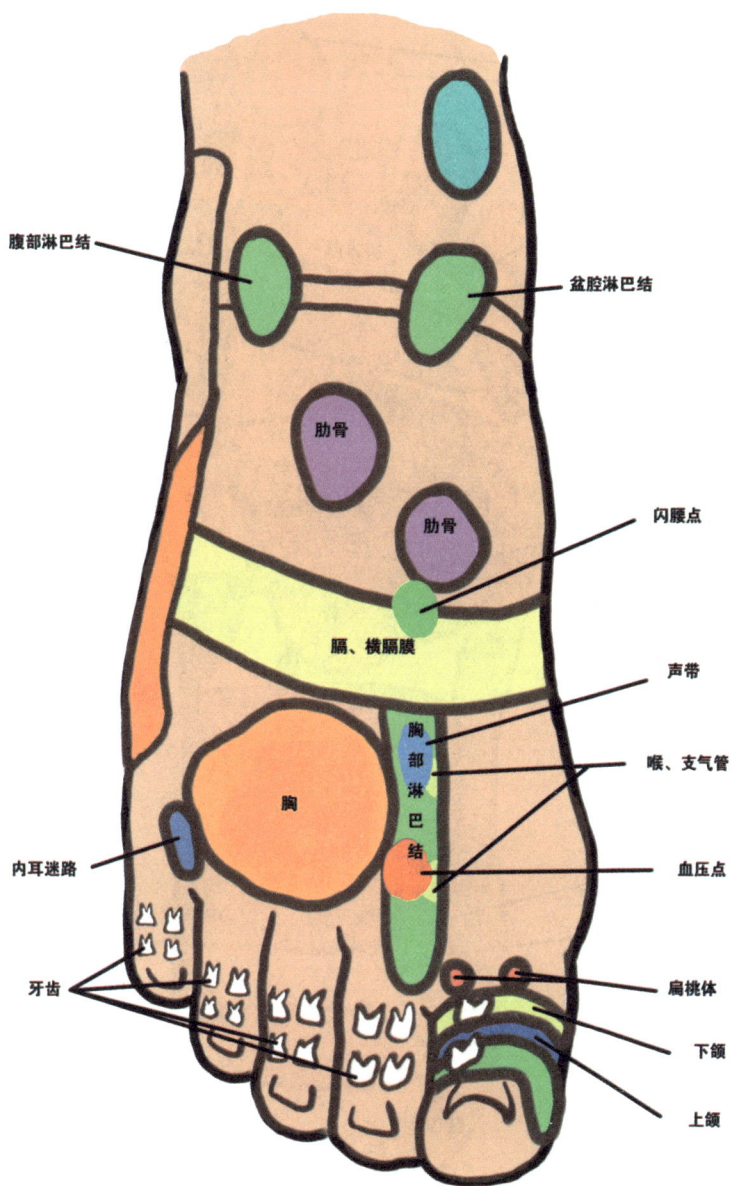

腹部淋巴结

盆腔淋巴结

肋骨

肋骨

闪腰点

膈、横膈膜

声带

胸部淋巴结

喉、支气管

内耳迷路

血压点

胸

牙齿

扁桃体

下颌

上颌

足部反射区示意图之一

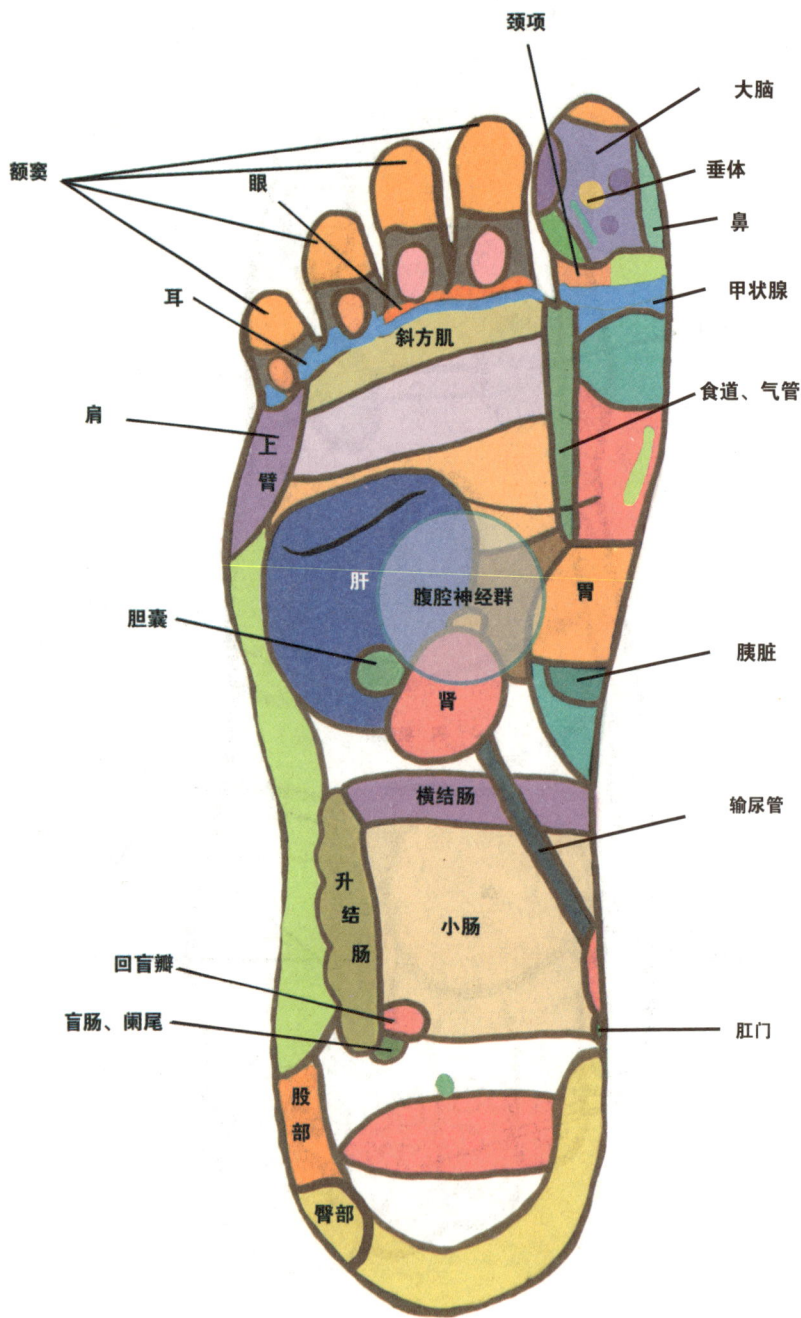

颈项

大脑

垂体

鼻

甲状腺

额窦

眼

食道、气管

耳

斜方肌

肩

上臂

肝

腹腔神经群

胃

胆囊

肾

胰脏

横结肠

输尿管

升结肠

小肠

回盲瓣

盲肠、阑尾

肛门

股部

臀部

足部反射区示意图之二

经络穴位按摩大全 彩图版

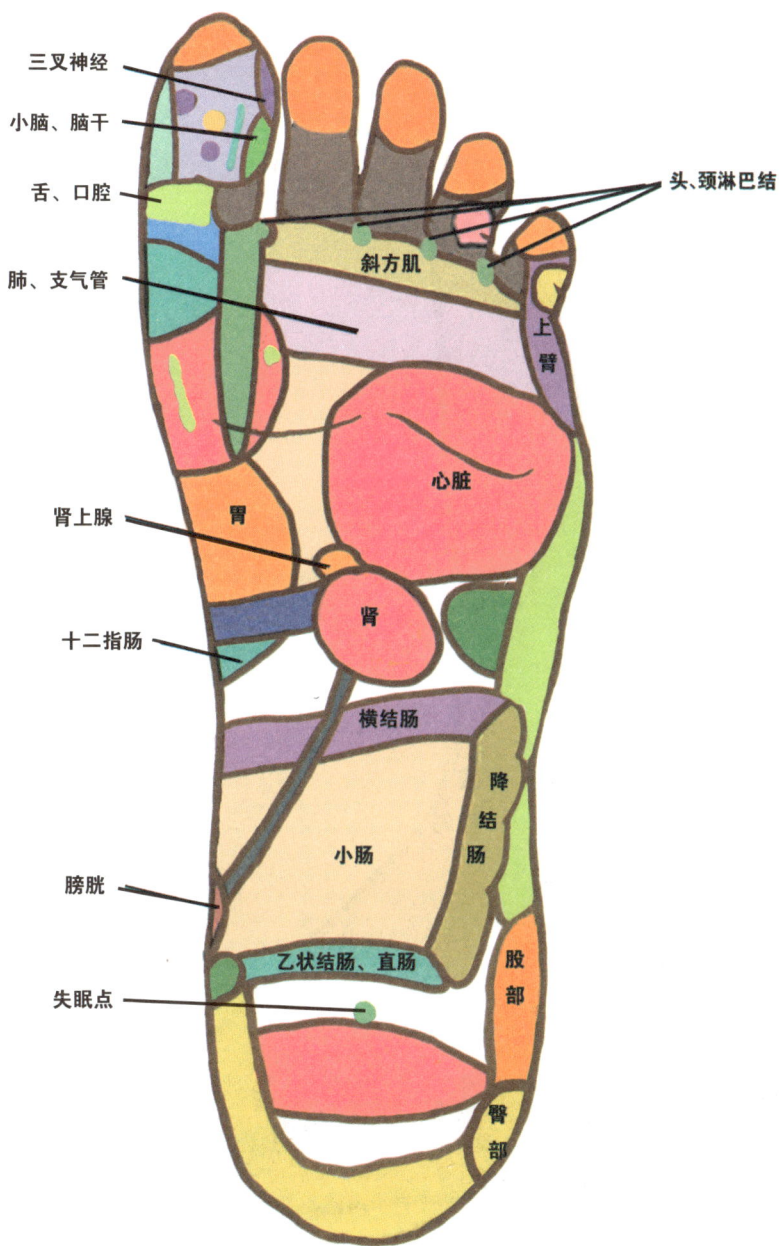

三叉神经

小脑、脑干

舌、口腔

肺、支气管

头、颈淋巴结

斜方肌

上臂

心脏

肾上腺

胃

肾

十二指肠

横结肠

降结肠

小肠

膀胱

乙状结肠、直肠

股部

失眠点

臀部

足部反射区示意图之三

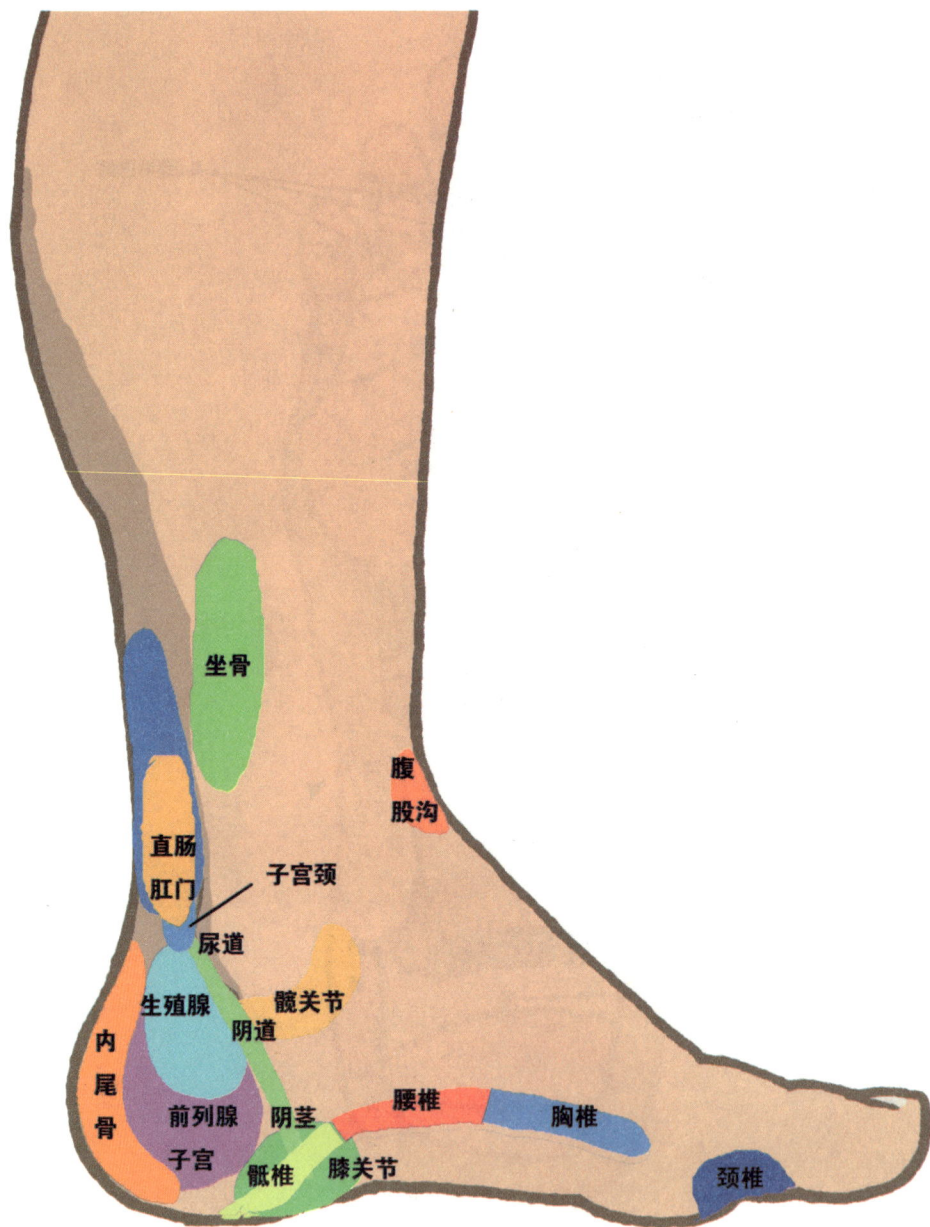

坐骨

腹股沟

直肠
肛门

子宫颈

尿道

生殖腺

髋关节
阴道

内尾骨

前列腺
子宫

阴茎

腰椎

胸椎

骶椎

膝关节

颈椎

足部反射区示意图之四

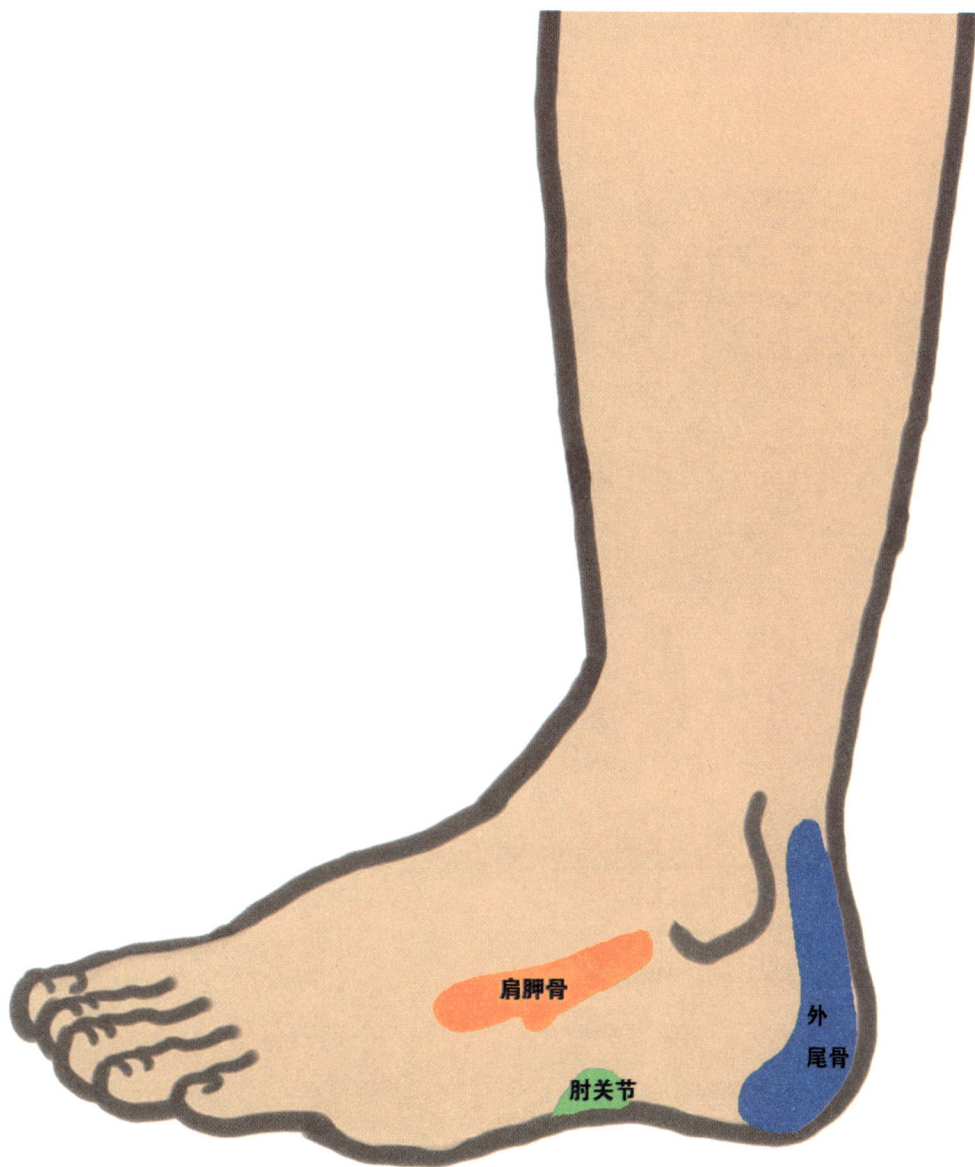

足部反射区示意图之五

三、足部各反射区的功能详解

1. 大脑反射区

位于双足拇趾第一节底部肉球处。左大脑反射区在右足上，右大脑反射区在左足上。

主治：头痛、头晕、失眠、高血压、视觉受损、神经衰弱等。

穴位按摩方法：由上向下按摩3～5次。

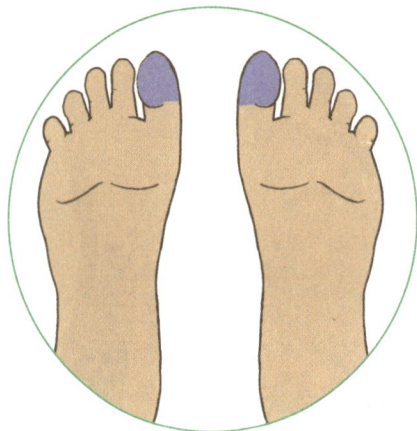

大脑反射区

2. 额窦反射区

位于双足的五趾靠甲端约1厘米的范围内。左额窦反射区在右足上，

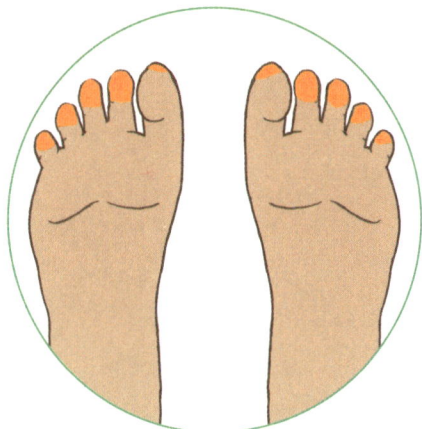

额窦反射区

右额窦反射区在左足上。

主治：前头痛、头顶痛，眼、耳、鼻和鼻窦的疾病。

穴位按摩方法：在拇趾尖自里向外刮压3次，其余各趾各点按3次。

3. 小脑、脑干反射区

位于双足拇趾近节基底部外侧面。左小脑、脑干反射区在右足上，右小脑、脑干反射区在左足上。

主治：头痛、头晕、失眠、记忆力减退等。

穴位按摩方法：由上向下按摩3～5次。

4. 垂体反射区

位于双足底拇趾趾腹的中间偏内

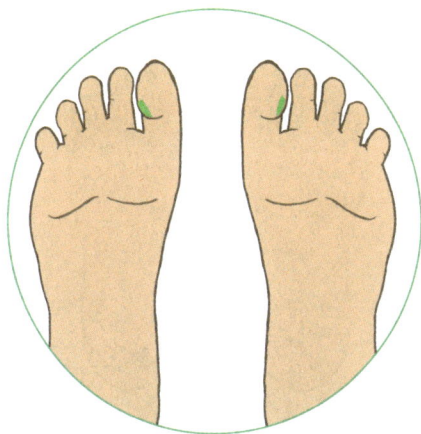
小脑、脑干反射区

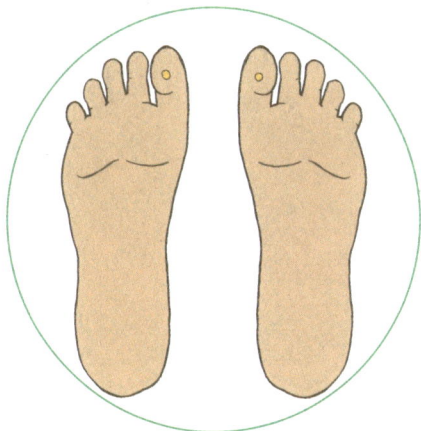
垂体反射区

5. 三叉神经反射区

位于双足拇趾第一节的外侧约45度角，在小脑反射区前方。左侧三叉神经反射区在右足上，右侧三叉神经反射区在左足上。

主治：偏头痛、眼眶痛、牙痛、面神经麻痹及面颊神经痛等。

穴位按摩方法：由上向下按摩3～5次。

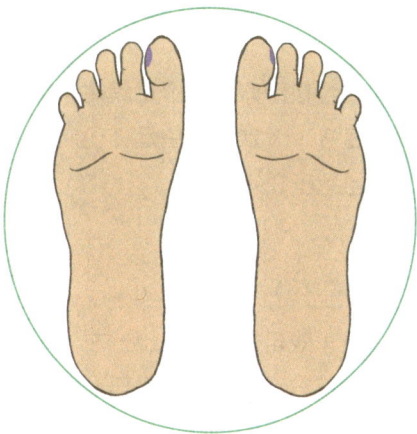
三叉神经反射区

侧一点（在脑反射区深处）。

主治：内分泌失调，甲状腺、肾上腺、性腺、脾、胰腺等功能失调，以及小儿生长发育不良、遗尿、更年期综合征等疾病。

穴位按摩方法：由上向下深入定点按压3～5次。

6. 鼻反射区

位于双足拇趾腹内侧延伸到拇趾甲的根部，第一趾节前。左鼻的反射区在右足上，右鼻的反射区在左足上。

主治：急性及慢性鼻炎、过敏性鼻炎、鼻血、鼻窦炎、鼻息肉、上呼吸道疾病。

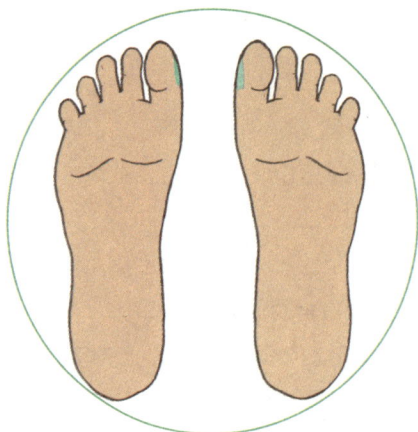

鼻反射区

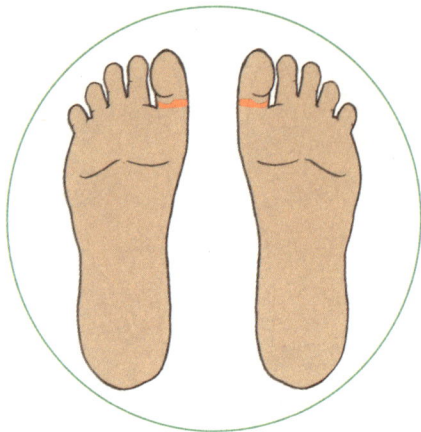

颈项反射区

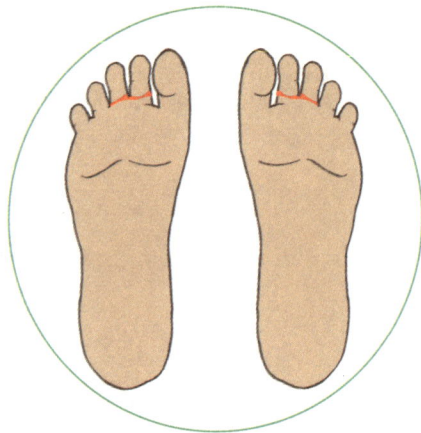

眼反射区

穴位按摩方法：由足跟端向足趾端按压 3～5 次，或由足外侧向足内侧方向刮压 3～5 次。

7. 颈项反射区

位于双足底拇趾根部。左侧颈项反射区在右足上，右侧颈项反射区在左足上。

主治：颈部酸痛、颈部僵硬、颈部软组织损伤、高血压、落枕、颈椎病等。

穴位按摩方法：沿拇趾根部，向内侧推压 3～5 次。

8. 眼反射区

位于双足第二趾与第三趾中部和根部（包括足底和足背两个位置）。

左眼反射区在右足上，右眼反射区在左足上。

主治：结膜炎、角膜炎、近视、老花眼、青光眼、白内障等眼疾。

穴位按摩方法：压趾根部敏感点，点压 3～5 次，或由足外侧向足内侧方向刮压 3～5 次。

经络穴位按摩大全　彩图版

9. 耳反射区

位于双足第四趾与第五趾的中部和根部（包括足底和足背两个位置）。左耳反射区在右足上，右耳反射区在左足上。

主治：各种耳疾（中耳炎、耳鸣、耳聋等），以及眩晕、晕车、晕船等。

穴位按摩方法：压趾根部敏感点，点压或按压 3 ~ 5 次。

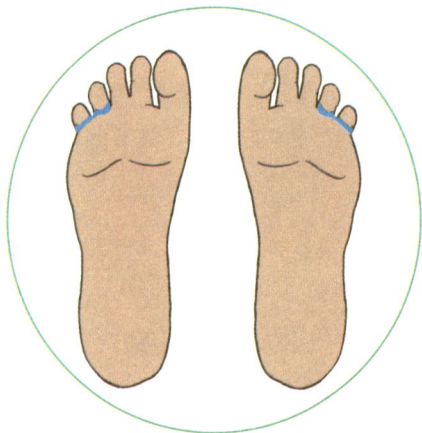

肩反射区

耳反射区

10. 肩反射区

位于双足足底外侧，小趾骨与跖骨关节处，及足背的小趾骨外缘，凸起趾骨与跖骨关节处。左肩反射区在右足，右肩反射区在左足。

主治：肩周炎、肩颈综合征、手臂麻木、髋关节疾病。

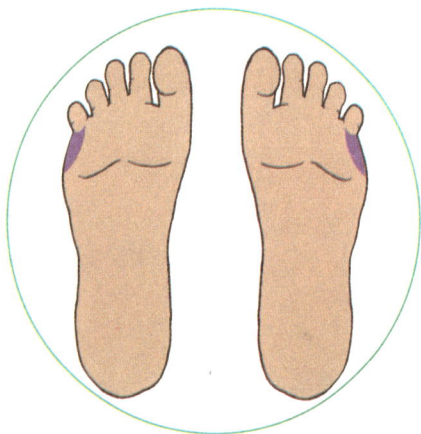

穴位按摩方法：由足趾向足跟方向刮压 3 ~ 5 次。

11. 斜方肌反射区

位于双足底眼、耳反射区下方宽约一指的横带状区域。

主治：颈、肩、背疼痛，手无力、酸麻，落枕。

穴位按摩方法：从外向内刮压 3 ~ 5 次。

12. 甲状腺反射区

位于双足底第一跖骨与第二跖骨之间，与第一跖骨远侧部连成带状。

主治：甲状腺功能亢进、甲状腺功能减退、甲状腺炎、甲状腺肿大等。

穴位按摩方法：由足跟向足趾方

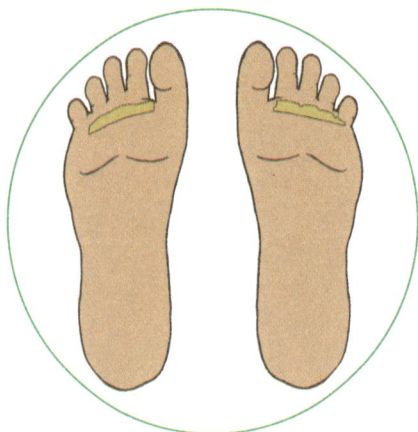
斜方肌反射区

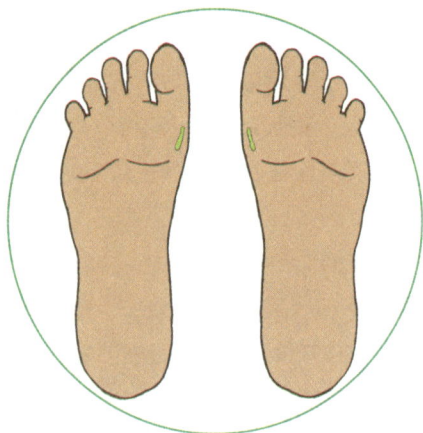
甲状旁腺反射区

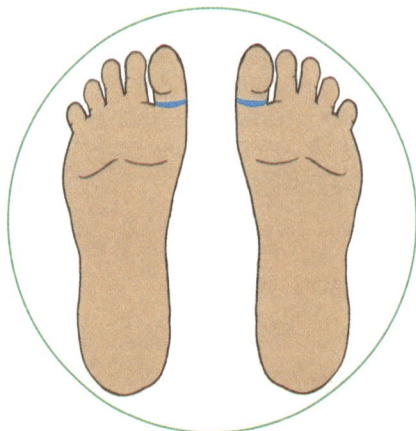
甲状腺反射区

向推压3～5次（注：拐弯处为敏感点）。

13. 甲状旁腺反射区

位于双足内侧缘第一跖趾关节前方的凹陷处。

主治：甲状旁腺功能亢进或减退、

佝偻病、低钙性肌肉痉挛等疾病。

穴位按摩方法：在关节缝处定点按压3～5次。

14. 肺、支气管反射区

位于斜方肌反射区后方，自甲状腺反射区向外到肩反射区处约一横指宽的带状区域。支气管敏感带位于肺反射区中部向第三趾延伸的区带。

主治：肺炎、支气管炎、肺结核、哮喘等。

穴位按摩方法：由足外侧向足内侧方向刮压3～5次。

15. 胃反射区

位于双足底第一跖趾关节后方约一横指宽处。

经络穴位按摩大全 彩图版

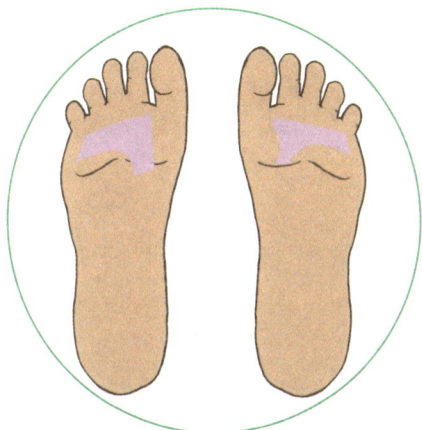

肺、支气管反射区

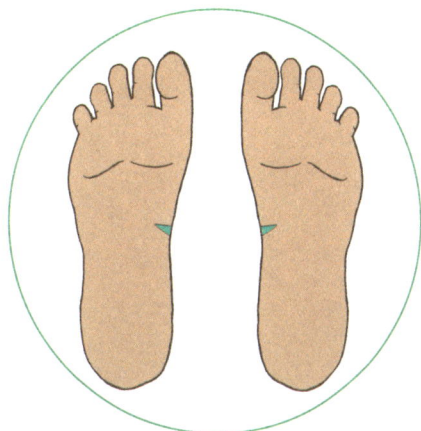

十二指肠反射区

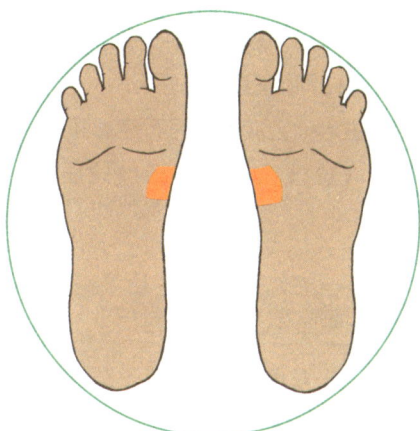

胃反射区

射区的下方。

主治：十二指肠炎、十二指肠溃疡、腹部饱胀、消化不良等。

穴位按摩方法：由足趾向足跟按摩3～5次。

17. 胰脏反射区

位于双足底第一跖骨体中下段，胃反射区与十二指肠反射区的交汇处。

主治：胰腺炎、胰腺肿瘤及糖尿病。

穴位按摩方法：由足趾向足跟定点按压3～5次。

18. 肝反射区

位于右足底第四、第五跖骨间，肺反射区的下方以及足背上与该区域相对应的位置。

主治：胃炎、胃溃疡、胃胀气、胃下垂等。

穴位按摩方法：由上向下深入定点按压3～5次。

16. 十二指肠反射区

位于双足底第一跖骨近端，胃反

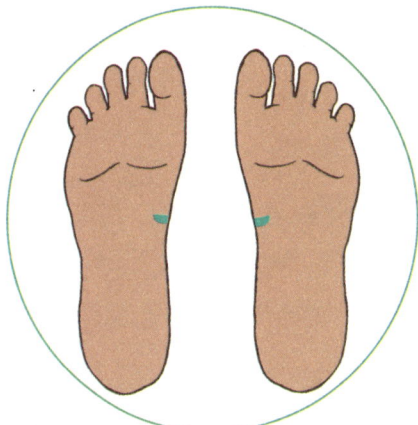

胰脏反射区

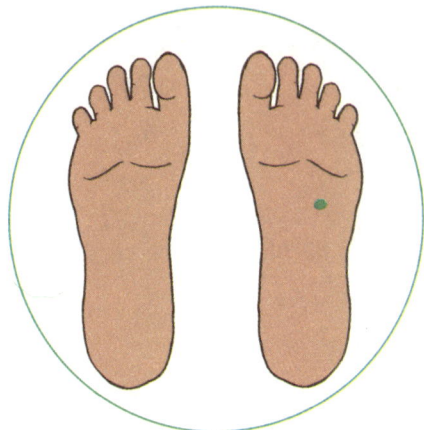

胆囊反射区

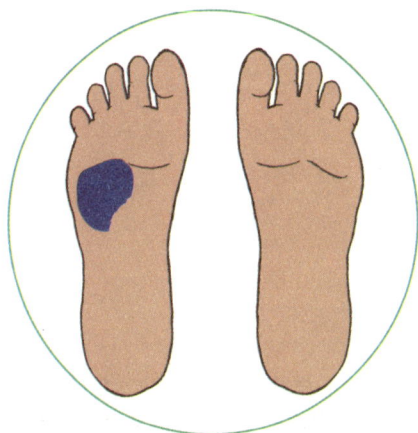

肝反射区

主治：肝炎、肝硬化、中毒性肝病、肾病等。

穴位按摩方法：由足跟向足趾按摩 3 ~ 5 次。

19. 胆囊反射区

位于右足底第三、第四趾间画一竖线，肩关节反射区画一横线，两线的交界处即为胆囊反射区。

主治：胆囊炎、胆石症、肝病等。

穴位按摩方法：定点按压 3 ~ 5 次。

20. 腹腔神经丛反射区

位于双足底第二、第三跖骨之间，肾与胃反射区的周围。

主治：胃肠神经官能症、肠功能紊乱、生殖系统疾患、更年期综合征等。

穴位按摩方法：围绕肾反射区两侧，由上向下按摩 5 ~ 6 次。

21. 肾上腺反射区

位于双足底第三跖骨与趾骨关节所形成的"人"字形交叉的稍外侧。

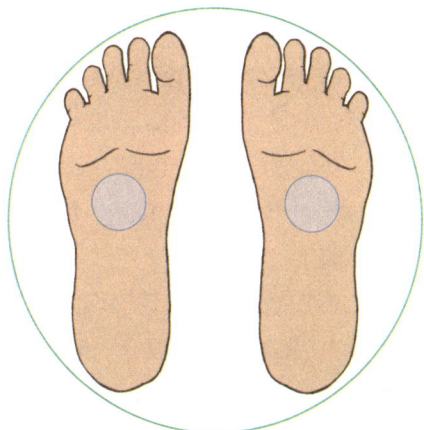

腹腔神经丛反射区

22. 肾反射区

位于双足底第二、第三跖骨近端的 1/2 处，即足底的前中央凹陷处。

主治：肾病、高血压、贫血、水肿等。

穴位按摩方法：由足趾向足跟按摩 3～5 次。

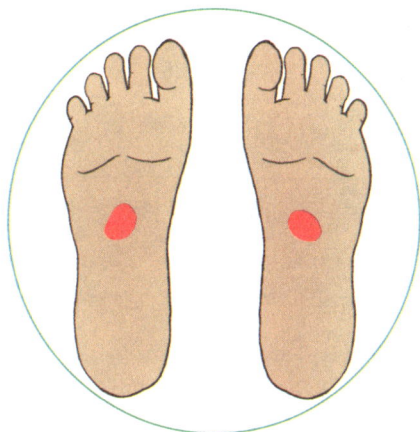

肾反射区

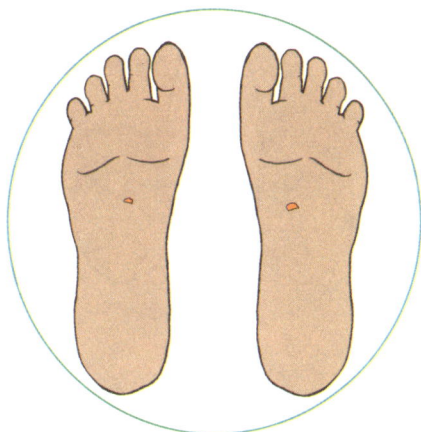

肾上腺反射区

主治：肾上腺功能亢进或减退、各种炎症、过敏性疾病、生殖系统疾病等。

穴位按摩方法：定点按压 3～5 次。

23. 输尿管反射区

位于双足底自肾反射区至膀胱反射区之间，约 1 寸长呈弧线状的区域。

主治：输尿管结石、尿路感染、排尿困难等。

穴位按摩方法：由足趾向足跟按摩 3～5 次。

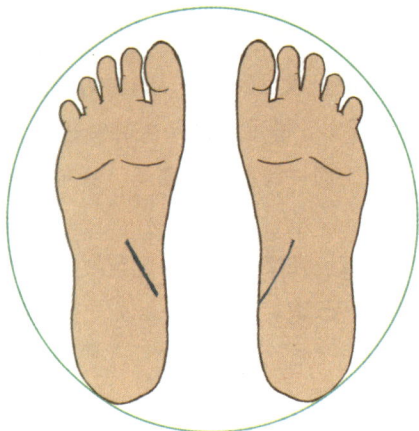

输尿管反射区

25. 小肠反射区

位于双足底楔内到跟骨的凹陷处。为升结肠、横结肠、降结肠、乙状结肠、直肠反射区所包围的区域。

主治：小肠炎症、腹泻、肠功能紊乱、消化不良等病症。

穴位按摩方法：快速、均匀、有节奏地由足趾向足跟按摩 3 ~ 5 次。

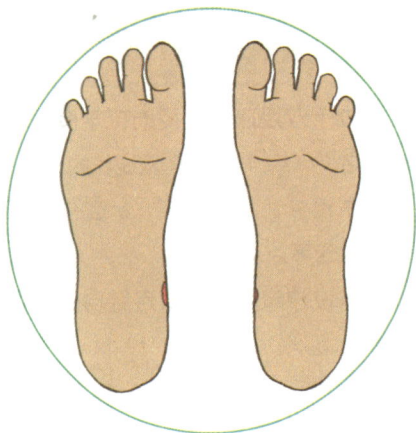

小肠反射区

24. 膀胱反射区

位于内踝前下方，双足内侧舟骨下方，拇展肌侧旁。

主治：肾、输尿管、膀胱结石、膀胱炎及其他泌尿系统疾病。

穴位按摩方法：由足内侧向足外侧旋压 3 ~ 5 次。

26. 盲肠、阑尾反射区

位于右足底跟骨前缘靠近外侧处。

主治：阑尾炎、下腹胀气等。

穴位按摩方法：由足趾向足跟定点按压 3 ~ 5 次。

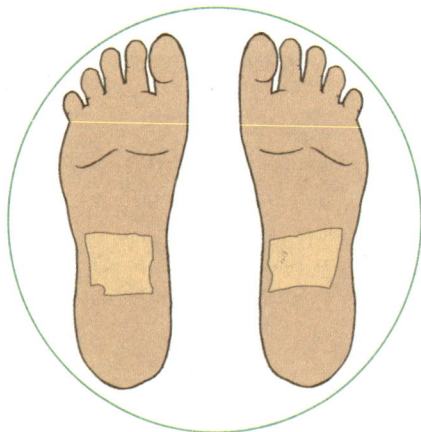

膀胱反射区

28. 升结肠反射区

位于右足足底小肠反射区的外侧，与足外侧缘平行，从足跟前缘至第五跖骨底的带状区域。

主治：结肠炎、便秘、腹泻、便血、腹痛、结肠肿瘤等。

穴位按摩方法：由足跟向足趾按摩 3～5 次。

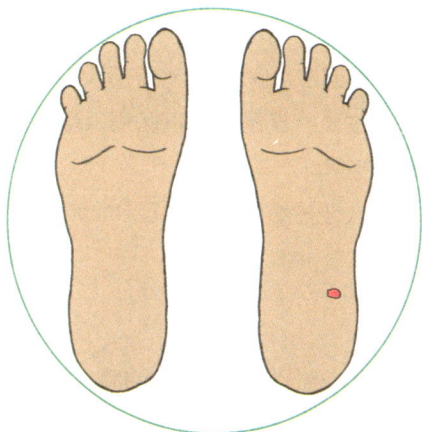

盲肠、阑尾反射区

27. 回盲瓣反射区

位于右足足底跟骨前缘靠近外侧，在盲肠反射区的上方。

主治：下腹胀气、回盲瓣功能失常。

穴位按摩方法：由足趾向足跟按摩 3～5 次。

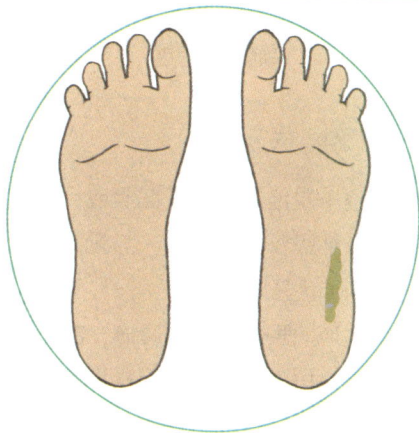

升结肠反射区

29. 横结肠反射区

位于双足底中间第一至第五跖骨底部与第一至第三楔骨（即内、中、外侧楔骨）、骰骨交界处，横越足底的带状区域。

主治：便秘、腹泻、腹痛、结肠炎等。

穴位按摩方法：从右至左按摩 3～5 次。

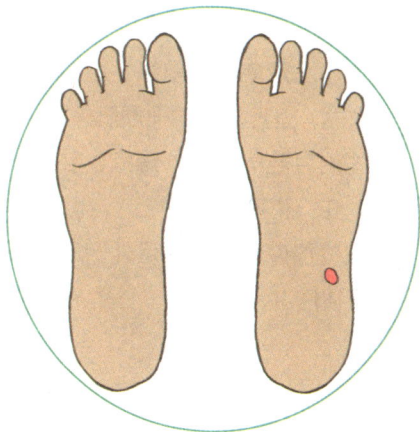

回盲瓣反射区

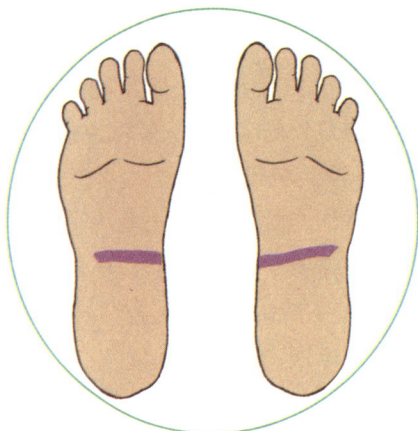

横结肠反射区

30. 降结肠反射区

位于左足足底第五跖骨底、沿骰骨外缘至跟骨前缘外侧，与足外侧平行的竖带状区域。

主治：便秘、腹泻、腹痛、结肠炎。

穴位按摩方法：由足趾向足跟按摩 3 ~ 5 次。

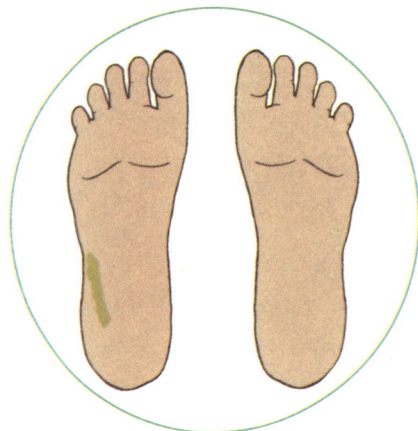

降结肠反射区

31. 乙状结肠、直肠反射区

位于左足底跟骨前缘的带状区域。

主治：直肠炎、直肠癌、便秘、结肠炎等。

穴位按摩方法：由足外侧向足内侧按摩 3 ~ 5 次。

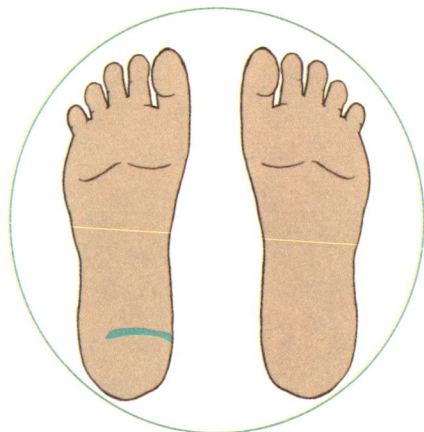

乙状结肠、直肠反射区

32. 肛门反射区

位于左足底跟骨前缘、直肠反射区的末端，近足底内侧拇展肌外侧缘。

主治：肛周围炎、痔疮、肛裂、便秘、肛门脱垂。

穴位按摩方法：由足外侧向足内侧定点按压 3 ~ 5 次。

经络穴位按摩大全 彩图版

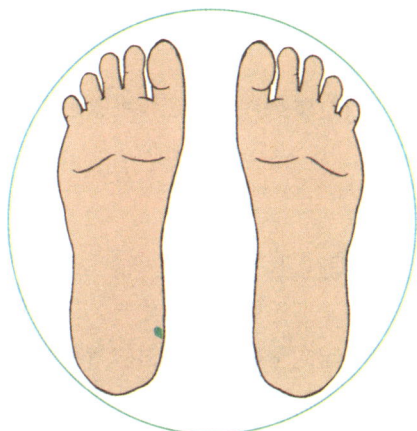

肛门反射区

33. 心脏反射区

位于右足底肺反射区下方第四、第五跖骨之间，与肩关节反射区平行。

主治：心脏病、高血压、失眠、盗汗等。

穴位按摩方法：由足跟向足趾定点按摩 3 ~ 5 次。

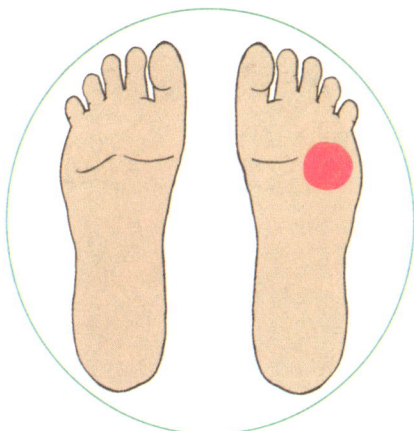

心脏反射区

34. 脾反射区

位于左足底第四、第五跖骨之间，心脏反射区正下方一横指处。

主治：发热、炎症、贫血、高血压、食欲不振、消化不良等。

穴位按摩方法：点按 3 ~ 5 次。

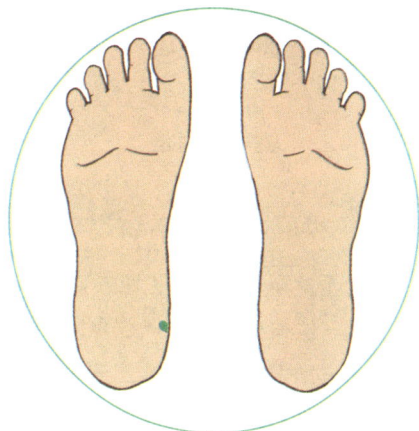

脾反射区

35. 膝关节反射区

位于双足外侧第五跖骨与跟骨之间凹陷处，为足后跟骨的三角凹陷区域。

主治：膝关节受伤、膝关节炎、膝关节痛等。

穴位按摩方法：膝关节反射区分膝前、膝两侧和腘窝 3 个部分。先由足跟向前上方呈弧形按压 3 次后，再在腘窝处定点按压 3 ~ 5 次。

月经不调、前列腺肥大、子宫肌瘤、卵巢囊肿。

穴位按摩方法：在卵巢敏感区和足跟中央处点压 3 ~ 5 次。

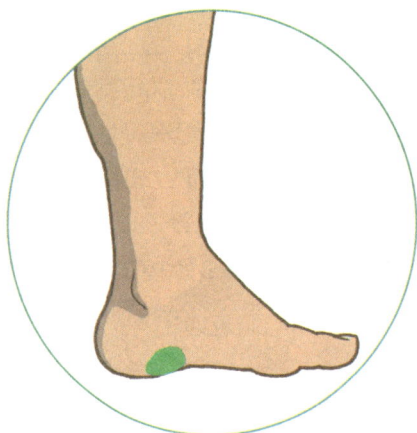

膝关节反射区

36. 生殖腺（性腺）反射区

位置之一位于双足底跟骨的中央；另一位置在跟骨外侧踝骨后下方的直角三角形区域。女性此三角形的直角边为卵巢敏感区，此三角形的斜边为附件（输卵管）敏感区。

主治：性功能低下、不孕、不育、

37. 下腹部反射区

位于双足腓骨外侧后方，自足外侧踝后起向上延伸四拇指的带状凹陷区域。

主治：痛经、月经周期不规则、腹部冷痛、性冷淡以及其他生殖系统疾病。

穴位按摩方法：由外踝关节后方向上推压 3 ~ 5 次。

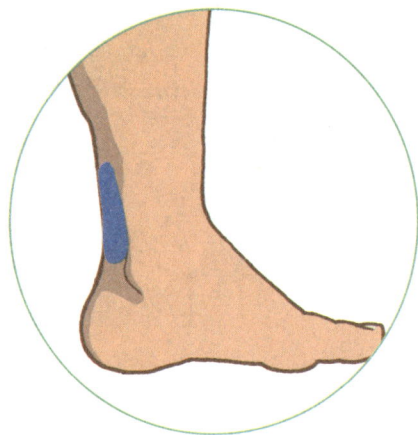

下腹部反射区

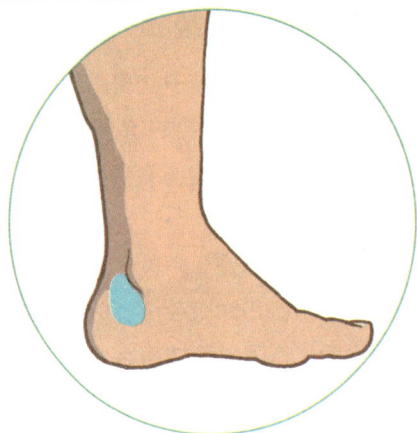

生殖器（性腺）反射区

38. 髋关节（外髋）、股关节（内髋）反射区

位于双足踝下之弧形区域。外踝下为髋关节，内踝下为股关节。

主治：髋关节疼痛、股关节疼痛、坐骨神经痛、肩关节疼痛、腰背痛等。

穴位按摩方法：沿外踝和内踝关节下缘向前、向后推压3～5次。

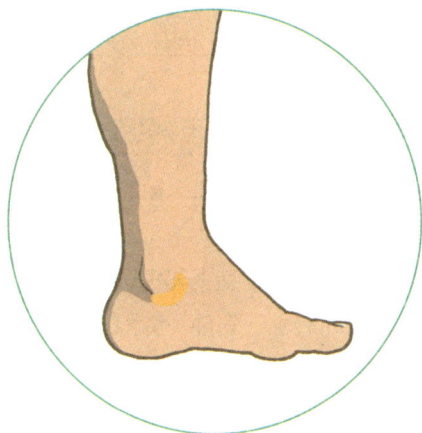

腹部淋巴结反射区

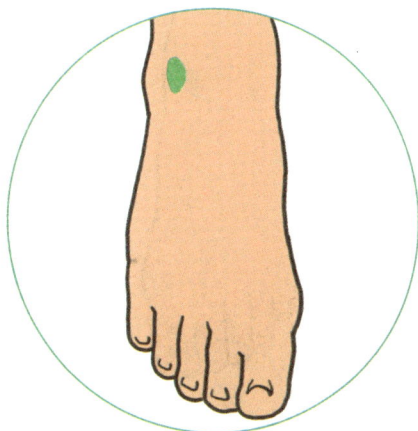

髋（外髋）关节、股关节（内髋）反射区

39. 腹部淋巴结反射区

位于双足外侧踝关节前，由距骨、舟骨构成的凹陷部位。

主治：各种炎症、发热、囊肿、肌瘤、免疫力低下等。

穴位按摩方法：按压3～5次。

40. 盆腔淋巴结反射区

位于双足内侧踝关节前，由距骨、舟骨构成的凹陷部位。

主治：各种炎症、发热、下肢浮肿、踝部肿胀、囊肿、肌瘤、免疫力低下等。

穴位按摩方法：以指压入骨缝中出现胀感为度，按压3～5次。

41. 胸部淋巴结反射区

位于双足背第一跖骨及第二跖骨间缝处的带状区域。

主治：各种炎症、发热、囊肿、乳腺炎、乳房或胸部肿块、胸痛等。

穴位按摩方法：沿第一跖骨外侧由近心端向足趾按摩3～5次。

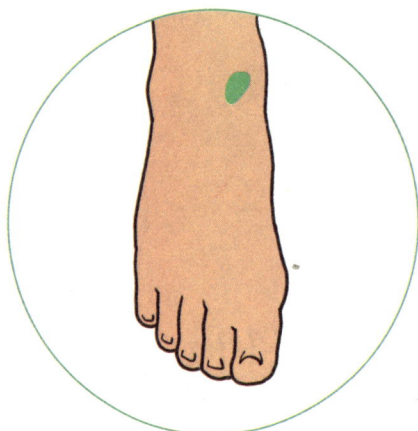

盆腔淋巴结反射区

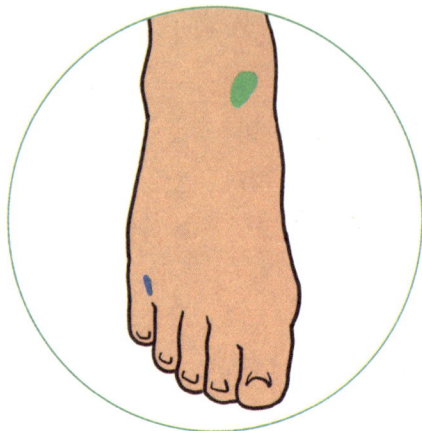

平衡器官（内耳迷路）反射区

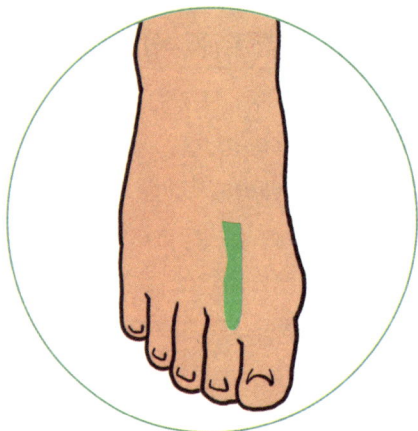

胸部淋巴结反射区

42. 平衡器官（内耳迷路）反射区

位于双足足背第四、第五跖骨间缝的远端 1/2 区域处。

主治：头晕、晕车、晕船、平衡障碍等。

穴位按摩方法：定点按 3 ~ 5 次。

43. 胸（乳房）反射区

位于双足背第二、第三、第四跖骨形成的区域。

主治：心脏病、乳癌、乳腺炎、乳腺小叶增生、囊肿、胸闷、乳汁分泌不足等。

穴位按摩方法：由足趾向足跟按摩 3 ~ 5 次。

44. 膈、横膈膜反射区

位于双足足背跖骨、楔骨、骰骨关节形成的带状区域，横跨足背。

主治：打嗝，膈肌痉挛引起的腹部胀痛、恶心、呕吐等。

穴位按摩方法：由该反射区中央向两侧刮压 3 ~ 5 次。

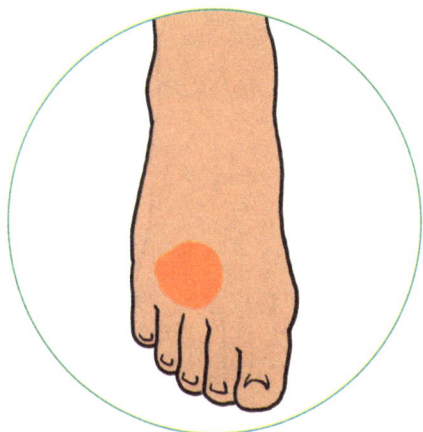

胸（乳房）反射区

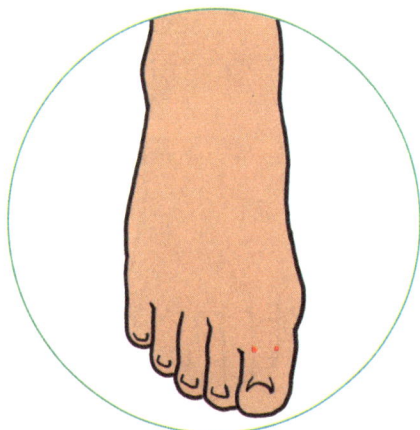

扁桃体反射区

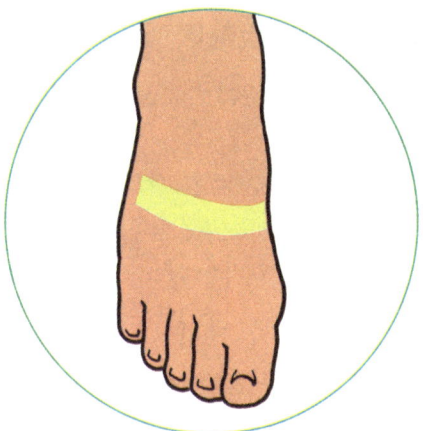

膈、横膈膜反射区

45. 扁桃体反射区

位于双足足背拇趾第二节，肌腱左、右两旁。

主治：上呼吸道感染、扁桃体疾病等。

穴位按摩方法：按压 3 ~ 5 次。

46. 下颌反射区

位于双足拇趾第一趾骨关节横纹下方的带状区域。

主治：龋齿、牙周炎、牙龈炎、牙痛、下颌发炎、下颌关节炎、打鼾等。

穴位按摩方法：由足内侧向足外侧按摩 3 ~ 5 次。

47. 上颌反射区

位于双足拇趾第一趾骨关节横纹上方的带状区域。

主治：龋齿、牙周炎、牙周病、牙龈炎、牙痛、上颌感染、上颌关节炎、打鼾等。

穴位按摩方法：由足内侧向足外侧按摩 3 ~ 5 次。

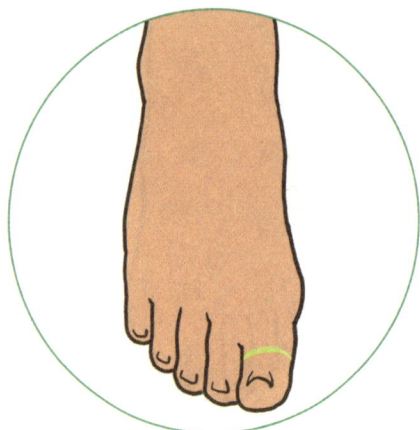

下颌反射区

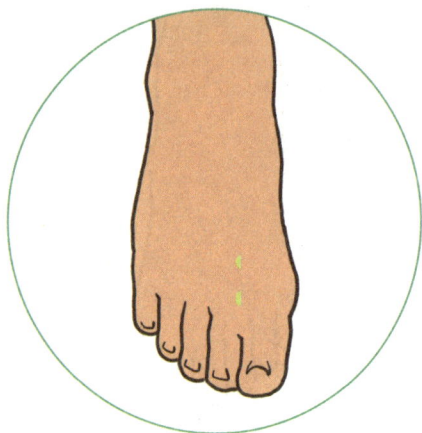

喉、支气管反射区

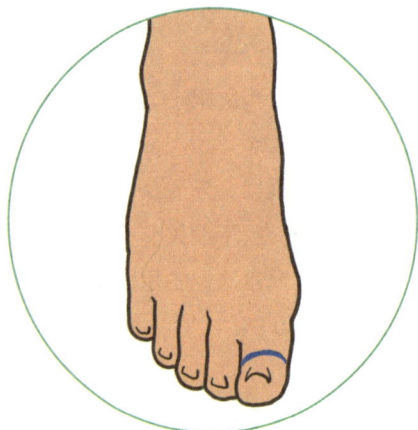

上颌反射区

49. 腹股沟反射区

位于双足背盆腔淋巴结反射区上方约一指宽处。

主治：生殖系统疾病等。

穴位按摩方法：按揉 3 ~ 5 次。

48. 喉、支气管反射区

位于双足背第一跖骨与第二跖骨关节之间，靠拇趾下方区域。

主治：气管炎、咽喉炎、咳嗽、气喘、感冒等。

穴位按摩方法：定点按压 3 ~ 5 次。

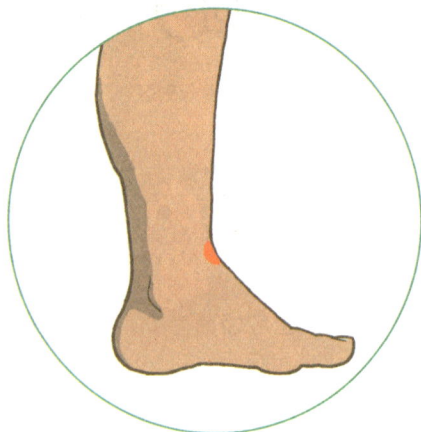

腹股沟反射区

50. 前列腺、子宫反射区

位于双足跟骨内侧踝骨下方的三角形区域。

主治：前列腺肥大、前列腺癌、尿频、排尿困难、子宫内膜炎、子宫肌瘤、子宫内膜异位症。

穴位按摩方法：由足跟端向上推压或刮压3~5次。

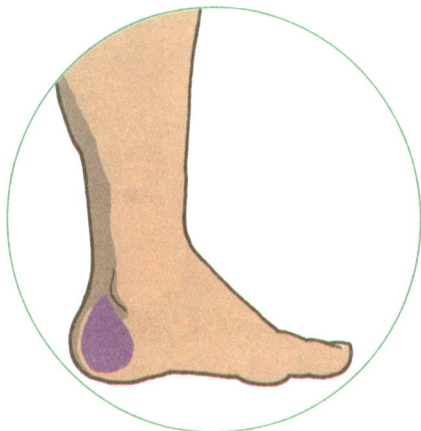

尿道、阴道、阴茎反射区

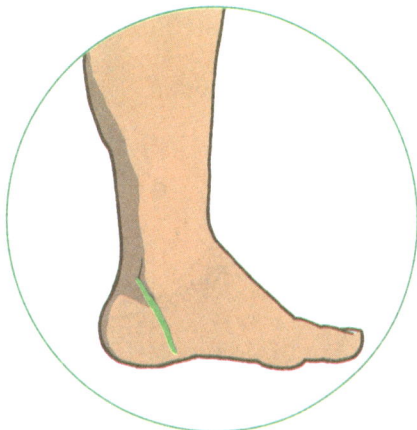

前列腺、子宫反射区

51. 尿道、阴道、阴茎反射区

位于双足跟内侧，自膀胱反射区向上延伸至距骨与跟骨的间隙区域。

主治：尿道炎、白带增多、生殖系统疾病。

穴位按摩方法：由足内侧缘斜向足踝后方滑按3~5次。

52. 直肠、肛门反射区

位于双足胫骨内侧后方与肌腱间的凹陷处，踝骨后方起约四指宽的带状区域。

主治：痔疮、直肠癌、便秘、直肠炎、静脉曲张等。

穴位按摩方法：由内踝骨后方向上推按3~5次。

53. 颈椎反射区

位于双足弓内侧，拇趾第二跖骨远端内侧1/2处的带状区域。

主治：颈椎病、颈项僵硬或酸痛、落枕等。

穴位按摩方法：由拇趾向足跟方向按压3~5次。

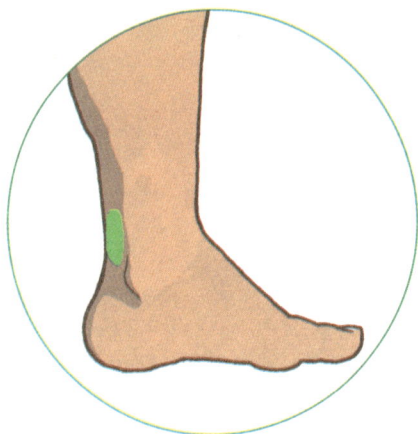

直肠、肛门反射区

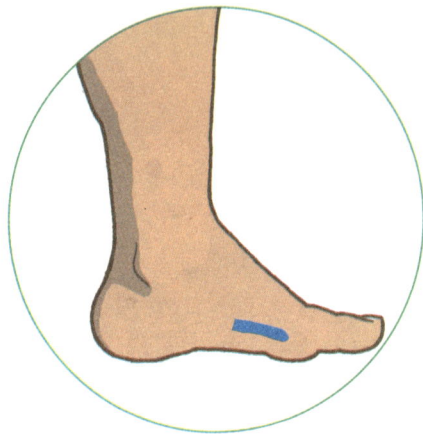

胸椎反射区

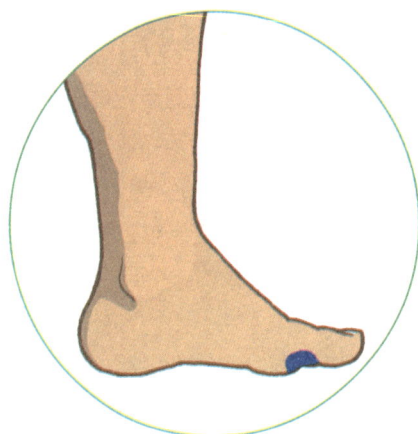

颈椎反射区

54. 胸椎反射区

位于双足弓内侧，沿第一跖骨下方至与楔骨的交界处。

主治：背痛及背部各种病症，胸椎间盘突出及胸椎各种病变。

穴位按摩方法：由拇趾端向足跟端推，紧压跖骨内缘 3 ~ 5 次。

55. 腰椎反射区

位于双足弓内侧，第一楔骨至舟骨的下方，上接胸椎反射区，下接骶骨反射区。

主治：腰背酸痛、腰肌劳损、腰椎间盘突出、腰椎骨质增生。

穴位按摩方法：由拇趾向足跟方向，紧压足弓骨内缘 3 ~ 5 次。

56. 骶骨反射区

位于双足弓内侧，从距骨下方到跟骨止，前接腰椎反射区，后连内尾骨反射区。

主治：坐骨神经痛、挫伤、摔伤、跌打伤、便秘等。

穴位按摩方法：由拇趾向足跟，紧压骨骼内缘 3 ~ 5 次。

经络穴位按摩大全 彩图版

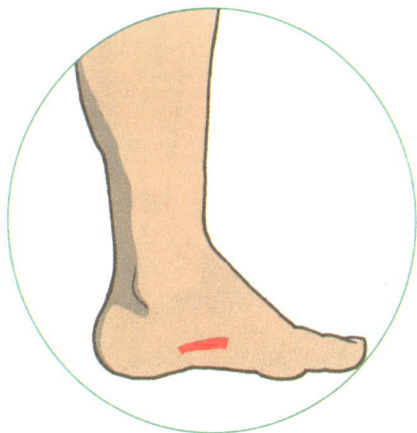

腰椎反射区

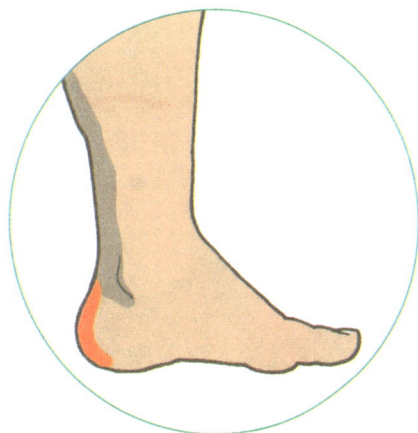

内尾骨反射区

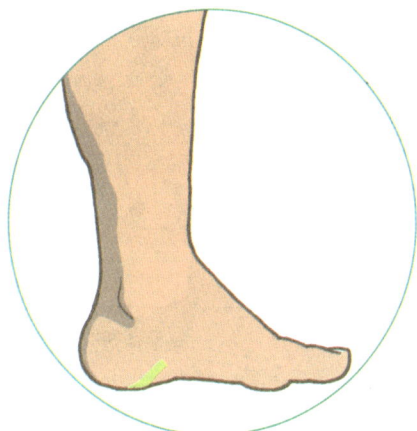

骶骨反射区

57. 内尾骨反射区

位于双足跟骨内侧，沿跟骨结节向后方内侧的带状区域。

主治：坐骨神经痛、尾骨受伤等。

穴位按摩方法：由骶骨反射区后方向足跟按摩，拐弯处停顿并加压至有发胀感，再由足跟向跟腱按摩，刮

压 3 ～ 5 次。

58. 外尾骨反射区

位于双足跟骨外侧，沿跟骨结节向后方外侧的带状区域。

主治：坐骨神经痛、尾骨受伤后遗症和生殖系统疾病等。

穴位按摩方法：由足趾向足跟按摩，拐弯处停顿并加压至有发胀感，再由足跟向跟腱按摩，刮压 3 ～ 5 次。

59. 肩胛骨反射区

位于双足背第四、第五跖骨的近端 1/2 位置，与骰骨关节连成叉状。

主治：肩周炎、颈肩综合征、肩胛酸痛、肩关节活动障碍（抬举与转动困难）。

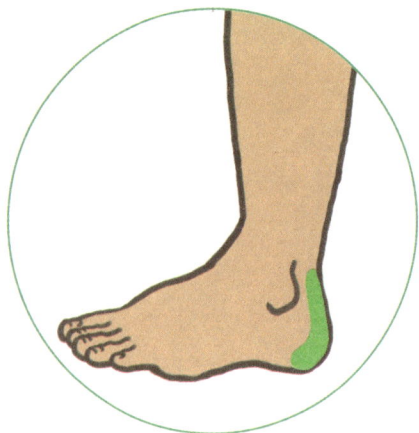

外尾骨反射区

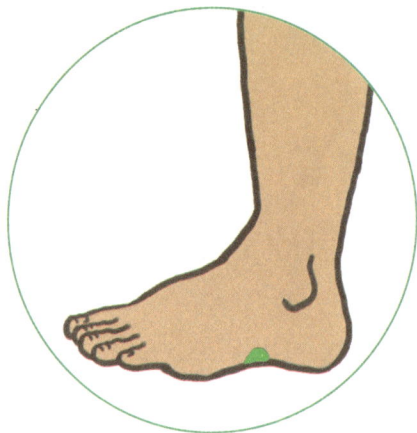

肘关节反射区

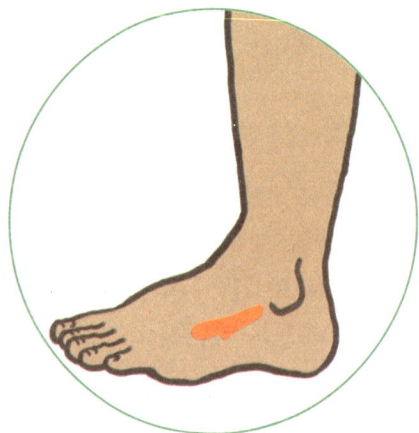

肩胛骨反射区

穴位按摩方法：由足趾向近心端按至骨突处，按摩 3 ~ 5 次。

60. 肘关节反射区

位于双足外侧第五跖骨与楔骨的关节凸起范围。

主治：肘关节外伤、脱臼、网球肘、肘关节酸痛、膝关节痛等。

穴位按摩方法：定点按压 3 ~ 5 次。

61. 肋骨（内肋骨、外肋骨）反射区

位于双足背第一楔骨与舟骨之间的区域，为内肋骨反射区；位于第三楔骨与骰骨之间的凹陷区域，为外肋骨反射区。

主治：肋软骨炎、肋膜炎及肩痛等。

穴位按摩方法：定点按压 3 ~ 5 次。

62. 坐骨神经反射区

位于双足内、外踝关节沿胫骨和

经络穴位按摩大全　彩图版

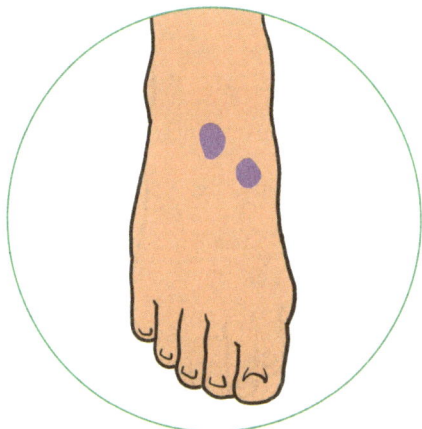

肋骨（内肋骨、外肋骨）反射区

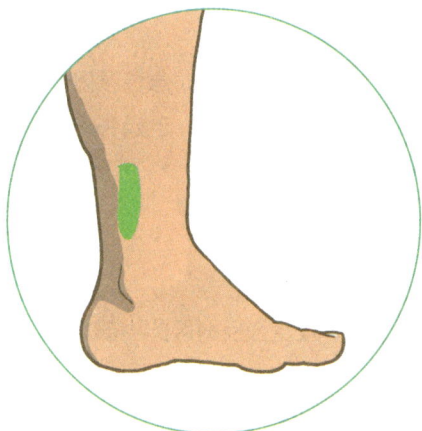

坐骨神经反射区

腓骨后侧延伸近膝窝位置。

主治：坐骨神经痛、坐骨神经炎、膝及小腿疼痛、糖尿病等。

穴位按摩方法：自足远心端向近心端缓慢推压 3 ~ 5 次。

63. 臀部反射区

位于双足底跟骨结节外缘区域，连接股部反射区。

主治：疖肿、坐骨神经痛、偏瘫等。

穴位按摩方法：按压 3 ~ 5 次。

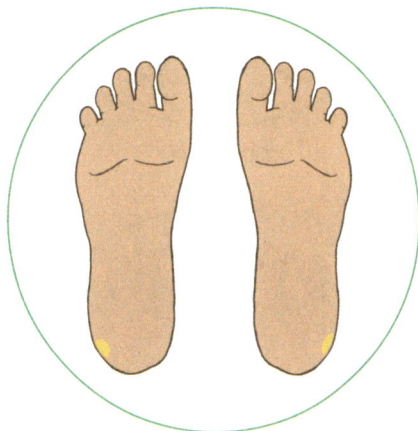

臀部反射区

64. 股部反射区

位于双足底外缘结节，后连臀部反射区，上接骰骨与第五跖骨连接处的带状区域。

主治：风湿痛、坐骨神经痛、扭伤、疖肿、偏瘫等。

穴位按摩方法：按压 3 ~ 5 次。

65. 上臂反射区

位于双足底外缘结节、腋窝反射区的下方，第五跖骨外侧的带状区域。

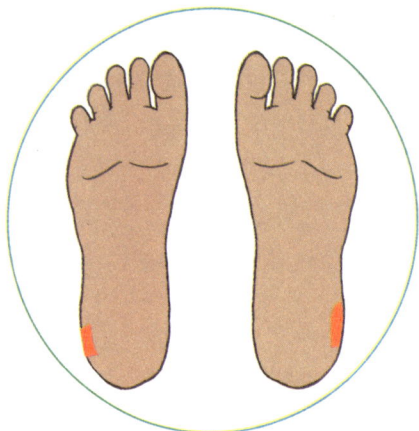

股部反射区

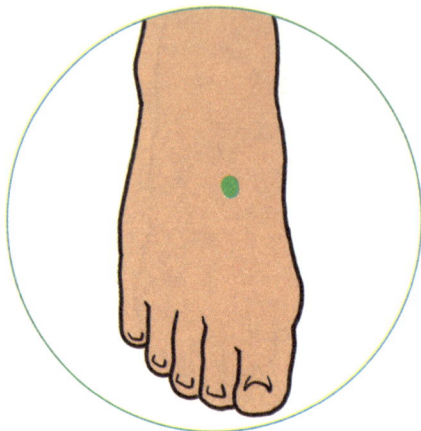

闪腰点

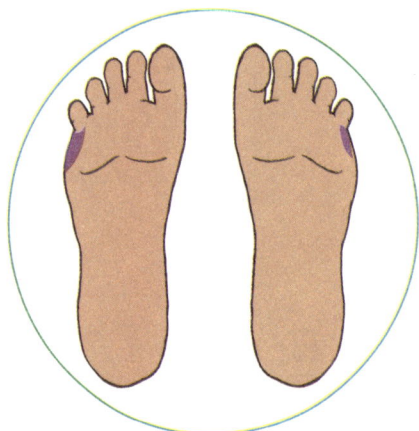

上臂反射区

后方。

主治：腰肌劳损、急性腰扭伤等。

穴位按摩方法：定点按压 3 ～ 5 次。

67. 血压点

位于双足颈反射区的中部。

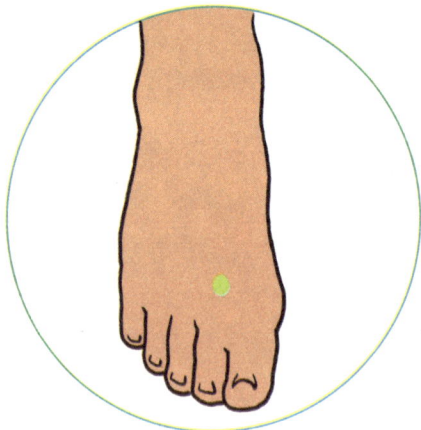

血压点

主治：颈椎病、肩周病、臀部受伤、偏瘫等。

穴位按摩方法：按压 3 ～ 5 次。

66. 闪腰点

位于双足背第二跖骨与第二楔骨关节的两侧凹陷中，即肋骨反射区

主治：高血压、低血压。

穴位按摩方法：定点按压 3 ～ 5 次。

68. 食道、气管反射区

位于双足底第一跖骨与趾骨之间关节的上、下方，下接胃反射区。

主治：食道肿瘤、食道炎症、气管的疾病等。

穴位按摩方法：按压 3 ～ 5 次。

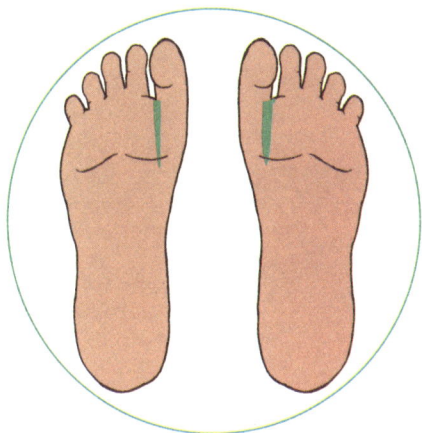

腋窝反射区

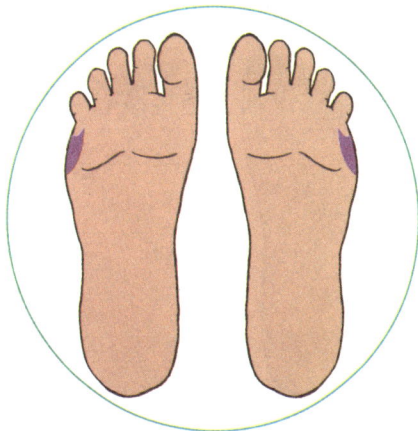

食道、气管反射区

69. 腋窝反射区

位于双足底、足背的肩关节反射区下方，呈香蕉状，从足外缘斜向上至第四、第五跖骨间隙的远端。

主治：颈椎病、肩周炎、腋淋巴结肿大、上肢酸痛。

穴位按摩方法：由足内侧向足外侧按揉 3 ～ 5 次。

70. 头、颈淋巴结反射区

位于双足各趾间的趾骨跟部，呈"凹"字形，足底、足背两面都有。

主治：耳、鼻、舌、口腔、牙齿等疾病，还可治疗颈淋巴结肿大、甲状腺肿大。

穴位按摩方法：各点揉 3 ～ 5 次。

71. 舌、口腔反射区

位于双足拇趾第一节底部内缘，靠第一关节下方，毗邻血压点的内侧。

主治：口腔溃疡、口腔唾液缺少、口干、口唇疱疹等。

穴位按摩方法：由外向内侧缘刮

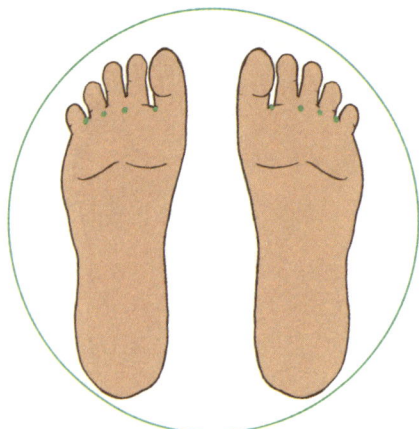
头、颈淋巴结反射区

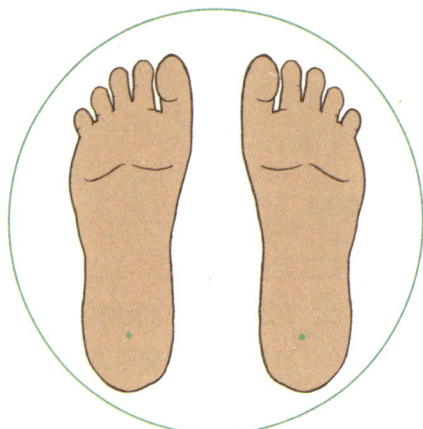
失眠点

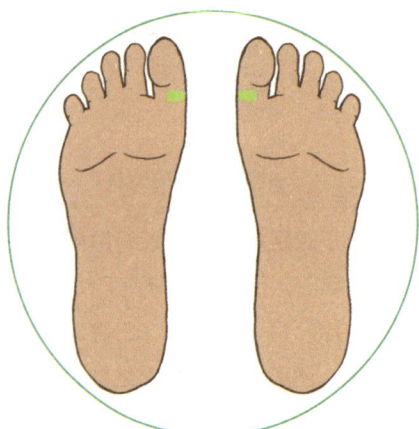
舌、口腔反射区

穴位按摩方法：定点按压 3 ～ 5 次。

73. 牙齿反射区

位于双足各趾的两侧。

主治：牙痛、牙周病、牙周脓肿等。

压 3 ～ 5 次。

72. 失眠点

位于双足底跟骨中央，在生殖腺反射区上方。

主治：失眠。

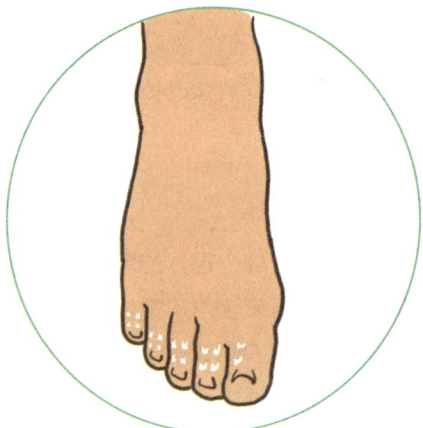
牙齿反射区

穴位按摩方法：按揉 3 ~ 5 次。

74. 声带反射区

位于双足背第一跖骨与第二跖骨间，第一跖骨近端处。

主治：声带息肉、失声、声音嘶哑等。

穴位按摩方法：按揉 3 ~ 5 次。

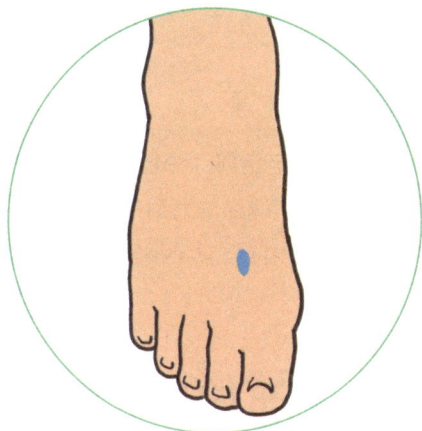

子宫颈反射区

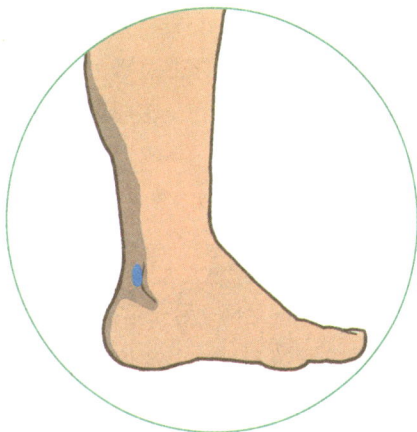

声带反射区

75. 子宫颈反射区

位于双足足跟内侧踝骨的后方，尿道、阴道、阴茎反射区的延伸部位。

主治：子宫颈炎、宫颈糜烂、子宫脱垂、白带过多等。

穴位按摩方法：按揉 3 ~ 5 次。

四、足部的按摩手法

1. 单食指叩拳法

一手握扶足部，另一手握拳，食指弯曲，拇指固定，以食指的近节指间关节为施力点刮压足部反射区。

适用反射区：额窦、垂体、头部、眼、耳、斜方肌、肺、胃、十二指肠、胰脏、肝、胆囊、肾上腺、肾、输尿管、膀胱、腹腔神经、大肠、心脏、脾脏、生殖腺、肩关节、肘关节、膝关节、上身淋巴结、下身淋巴结等。

2. 拇指指腹按压法

一手握足，以另一手的拇指指腹为施力点，按压足部反射区。

适用反射区：心脏（轻手法）、胸椎、腰椎、骶椎、外生殖器、输尿管、髋关节、肛门、直肠、腹股沟、坐骨神经、下腹部等。

3. 单食指刮压法

一手握扶足部，另一手拇指固定，食指弯曲呈镰刀状，以桡侧缘为施力点，刮压足部反射区。

适用反射区：生殖腺、子宫或前列腺、内尾骨、外尾骨、胸部淋巴结、内耳迷路等。

4. 拇指指端施压法

一手握足，以另一手拇指指端为施力点按压。

适用反射区：小脑及脑干、三叉神经、颈项、支气管、上颌、下颌、扁桃体等。

5. 双指钳法

一手握足，另一手食指、中指弯曲呈钳状，夹住被施术的部位，以拇指在食指中节上施力刮压。

适用反射区：颈椎、甲状旁腺、肩关节等。

6. 双拇指指腹推压法

用双手拇指指腹同时施力推压。

适用反射区: 肩胛骨、胸(乳腺)等。

7. 双指拳法

一手握扶足部，另一手半握拳，以食指、中指的近节指间关节顶点施力按摩。

适用反射区：小肠、肘关节等。

8. 食指刮压法

拇指固定足部，食指弯曲呈镰刀状，以食指桡侧缘施力刮压。

适用反射区：膈（横膈膜）。

五、足部按摩的一般操作程序

如采取全足按摩，一般按照足底部、足内侧、足外侧、足背侧的程序施术，先左足，后右足。

1. 按摩的顺序

一般先从左脚开始，按摩3遍肾—输尿管—膀胱3个反射区后，按脚底—脚内侧—脚外侧—脚背的顺序进行，结束时再将肾—输尿管—膀胱3个反射区按摩3遍。然后按上述顺序按摩右脚。按摩时，大的次序不能乱，小的变动是可以的。

重点按摩时，大致上也是按照基本反射区—主要反射区—相关反射区—基本反射区的顺序进行。

2. 左足按摩的顺序

用拇指指腹或单食指叩拳，以轻、中、重3种不同力度由心脏反射区定点向足趾推按，定点按压3～5次，用于检查心脏功能。

用拇指指尖或单食指叩拳，在肾上腺反射区定点向足趾方向按压5～7次。

用单食指叩拳在肾反射区定点按压并由前向后推按5～7次。

用单食指叩拳在输尿管反射区开始深压，并从肾反射区推按至膀胱反射区，重复5～7次。

用单食指叩拳在膀胱反射区定点按压，并由前向后推按5～7次。

实际施术中，肾上腺、肾、输尿管、膀胱4个反射区可作为一组，一次操作完成。

用拇指指腹或拇指指间关节背侧（屈曲）在三叉神经反射区，由趾端向趾根部推按5～7次。

用单食指叩拳在拇趾额窦反射区由内向外推压5～7次，其余的趾额窦反射区由前向后推压5～7次。

用拇指或单食指叩拳在鼻反射区推压5～7次。

用拇指指腹或单食指叩拳在大脑反射区由前向后推压5～7次。

用拇指指端或单食指叩拳在小脑反射区定点按压，再由前向后推压5～7次。

用双指钳法在颈椎反射区由后向前推压5～7次。

用拇指指端在颈项反射区由外向内推压5～7次。

用单食指叩拳在眼、耳反射区定点按压5～7次，或由趾端向趾根推压5～7次。

用单食指叩拳在斜方肌反射区由内向外刮压5～7次。

用单食指叩拳在肺反射区由外向内刮压5～7次。

用拇指桡侧在甲状腺反射区由后向前推按5～7次。

用单食指叩拳在食道反射区由前向后推压5～7次。

用单食指叩拳在肾、胰脏、十二指肠反射区定点按压，或由前向后推按5～7次。

实际施术中，胃、胰脏、十二指肠反射区可为一组，一次操作完成。

用单食指叩拳或拇指指腹在横结肠、降结肠、乙状结肠及直肠反射区刮压5～7次。

用单食指叩拳在肛门反射区定点按压5～7次。

实际施术中，横结肠、降结肠、乙状结肠及直肠、肛门反射区可作为一组，一次操作完成。

用双食指叩拳在小肠反射区定点按压，并由前向后刮压5～7次。

用单食指叩拳在生殖腺反射区定点按压5～7次。

用单食指桡侧在前列腺或子宫反射区由后上向前下方刮推，或用单拇指指腹推压5～7次。

用拇指指腹或拇指指端在胸椎、腰椎、骶椎反射区由前向后推压5～7次。

实际施术中，胸椎、腰椎、骶椎反射区可作为一组，一次操作完成。

用双食指桡侧在横膈反射区由反射区中点向两侧刮推5～7次。

用单食指叩拳在上身淋巴结反射区定点按压5～7次。

用双食指桡侧在生殖腺（输卵管）反射区，由反射区中点向两侧刮推5～7次。

用单食指叩拳在下身淋巴结反射区定点按压5～7次。

实际施术中，上身淋巴结、下身淋巴结反射区可作为一组，一次操作完成，且双手同时操作。

用食指桡侧在外尾骨反射区由上而下再向前，刮压、点压、推压5～7次。

用单食指叩拳在膝关节反射区定点按压，并环绕反射区半月形周边刮压5～7次。

用单食指叩拳或双食指叩拳在肘关节反射区第五跖骨基底部从前、后各向中部按压5～7次。

用单食指叩拳在肩关节反射区分侧、背、底3个部位由前向后各刮压5～7次，或用双指钳夹肩关节反射区的背部和底部5～7次。

用拇指指端在躯体淋巴结反射区背面点状反射区，以及用单食指叩拳在底面点状反射区定点按压各5～7次。

用双拇指指端或双食指指端在扁桃体反射区定点向中点挤按5～7次。

用拇指指端或食指指端在喉、气管反射区定点按压或按揉5～7次。

用双拇指指腹在胸部反射区由前向后推按，双拇指平推1次，单拇指补推1次，各做5～7次。

用单食指桡侧在内耳迷路反射区由后向前刮压5～7次。

用拇指指腹在坐骨神经反射区

（内、外侧）由下向上推按 5 ~ 7 次。

重复肾、输尿管、膀胱 3 个反射区手法操作 3 ~ 5 次。

3. 右足按摩的顺序

右足与左足有相同的反射区，也有不同的反射区。相同反射区的按摩方法同左足，不同反射区的按摩方法如下所示。

用单食指叩拳在肝反射区由后向前刮压 5 ~ 7 次。

用单食指叩拳在胆囊反射区定点深压 5 ~ 7 次。

用单食指叩拳在盲肠及阑尾、回盲瓣反射区定点按压 5 ~ 7 次。

用单食指叩拳或拇指指腹在升结肠反射区由后向前推按 5 ~ 7 次。

六、选取反射区治病的原则

采用按摩足部反射区治疗疾病时，选取反射区的原则主要是根据病变所在的部位（受累的脏腑器官），而不是根据具体的病症。因此，同一器官、同一系统的各种病症，可选取大致相同的反射区；反之，同一反射区可用以治疗不同的病症。如按

摩甲状腺反射区既可治甲状腺功能亢进，也可治甲状腺功能减退；又如，各种胃病都要按摩胃反射区。

对于慢性病，一般采取"全足按摩，重点加强"的办法。

1. 全足按摩

所谓全足按摩，即把所有的反射区都按摩一遍。

全足按摩的作用是促进血液循环；增强全身器官的功能（不仅使患病的器官，而且使各个器官都得到加强，反过来又会影响患病的器官）。只有进行全足按摩才能达到保健治疗的目的。

2. 重点加强

所谓重点加强，是指根据具体的病选取某些重点反射区，在全足按摩的基础上进行加强按摩（在按摩次数上、力度上加强按摩），以达到治病的效果。对于急性病，可只选取重点反射区进行重手法按摩，可收速效。急性期过去后再转入保健按摩。

重点按摩所选取的反射区应包括 3 个部分。

基本反射区：即肾—输尿管—膀胱这 3 个反射区，作用是增强排泄功能，将"毒素"或有害物质排出体外。

因此按摩这3个基本反射区在足部反射区按摩中起重要作用，无论是治疗按摩还是保健按摩，都要反复按摩3遍。

主要反射区：指与病变器官或系统相对应的反射区。前面已经提到，选取反射区的原则是根据病变所在的部位，而不是具体的病症。

相关反射区：根据不同性质的病来配备。例如各种炎症，应选取脾、淋巴结、肾上腺、甲状旁腺、扁桃体等反射区，发烧应选取垂体、肾上腺、脾、淋巴结、甲状旁腺、扁桃体等反射区。

此外，还可根据脏腑器官的相关性质去选取不同的反射区。

七、19个足部特效穴位应牢记

1. 地机

位于小腿内侧内脚踝最高骨向上十横指处。左、右各一。

主治：腿部浮肿、疲劳、尿频、小便失禁、尿道炎、膀胱炎、痛经、月经不调、不孕。

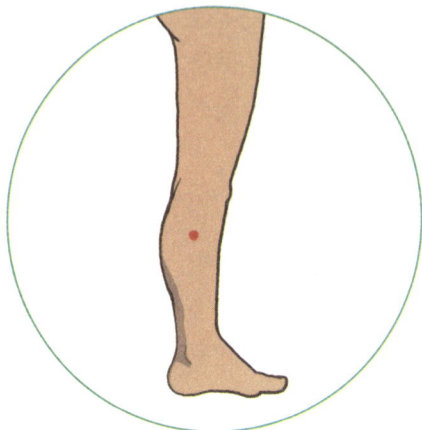

地机

2. 三阴交

首先将脚尖前伸，然后找出内脚踝最高处，将小指的第一个关节的外侧紧贴此处，伸直四指，试着按压内脚踝向膝盖方向正上方，食指的第二个关节处，如果有疼痛或者舒服感则为三阴交。左、右各一。

主治：痛经、月经不调、无月经、子宫内膜炎、不孕等妇科疾病，尿道炎、膀胱炎、肾盂肾炎、慢性肾炎等泌尿系统疾病，胀肚、消化不良、腹泻等消化系统疾病，面疮、老人斑、皱纹、湿疹、过敏性皮炎等皮肤烦恼，更年期综合征、自主神经失调、糖尿病、不安、心情烦躁、易疲劳、慢性疲劳、慢性腰痛、多毛、无力。

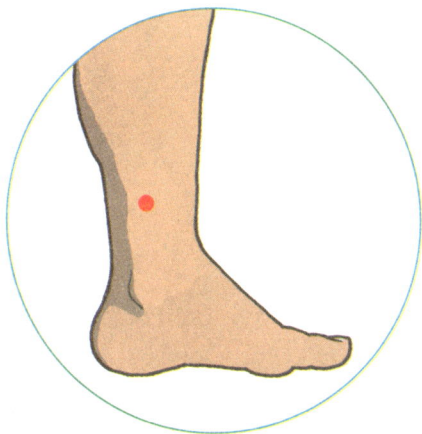

三阴交

3. 太溪

位于内踝后方，内踝尖与跟腱之间的凹陷处。左、右各一。

主治：腿部浮肿、尿频、尿痛、月经不调、慢性腰痛、脱发、皮肤颜色不好、疲劳、耳鸣、耳背、头晕，以及慢性肾炎等肾病。

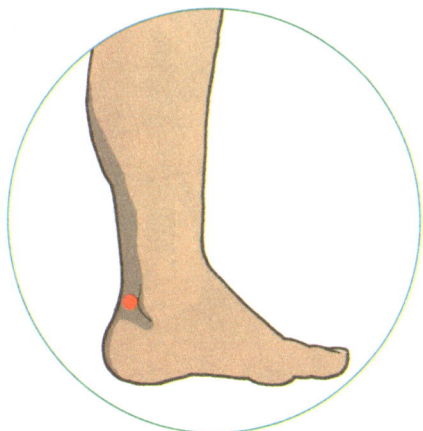

太溪

4. 阳陵泉

位于人体的膝盖斜下方，小腿外侧的腓骨小头稍前凹陷处。左、右各一。

主治：偏头痛、肋间神经痛、三叉神经痛、坐骨神经痛，膝关节疼痛、下肢疲劳、肌肉痛，脑梗死引起的半身不遂，胃溃疡引起的胸部灼热。

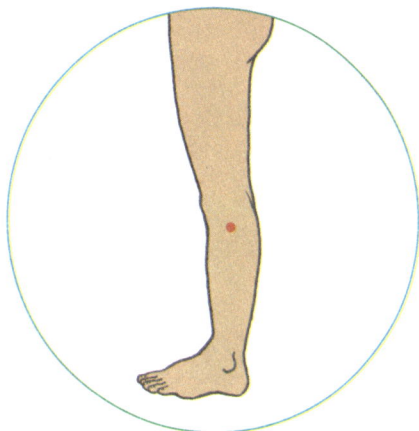

阳陵泉

5. 丰隆

位于人体的小腿前外侧，外踝尖上8寸，条口穴外，距胫骨前缘二横指处。左、右各一。

主治：支气管炎、多痰、咳嗽、气喘、头痛、眩晕、脸部浮肿、腹痛、腹水、便秘、腹泻、腿部浮肿、失眠、癫痫、糖尿病、高血压、高血脂。

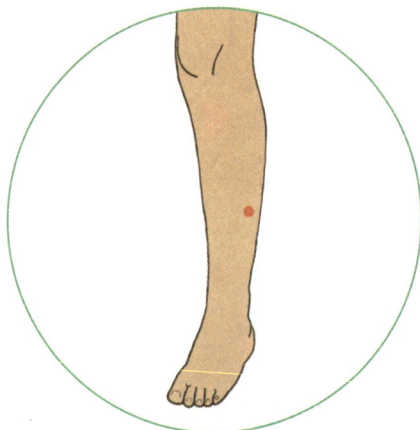

丰隆

6. 光明

位于内侧脚踝最高处向上五横指处。左、右各一。

主治：视疲劳、近视、白内障、绿内障等眼部疾病，偏头痛，发烧，膝关节疼痛，下肢疲劳。

7. 悬钟

位于小腿外侧，外踝尖直上3寸，腓骨前缘处。左、右各一。

主治：膝关节疼痛、关节炎、肌肉痛、下肢疲劳、浮肿、麻痹、慢性腰痛、偏头痛、肋间神经痛。

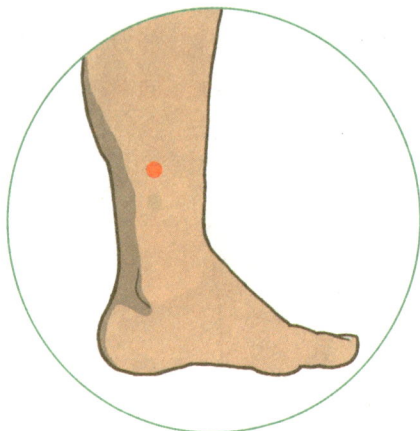

光明

8. 昆仑

位于足部外侧脚踝的最高处向后，外踝尖与跟腱之间的凹陷处。左、右各一。

主治：下肢疲劳、麻痹、疼痛、

经络穴位按摩大全 彩图版

脚后跟疼痛、慢性腰痛、坐骨神经痛、慢性疲劳、慢性膀胱炎、受寒、过敏性皮炎。

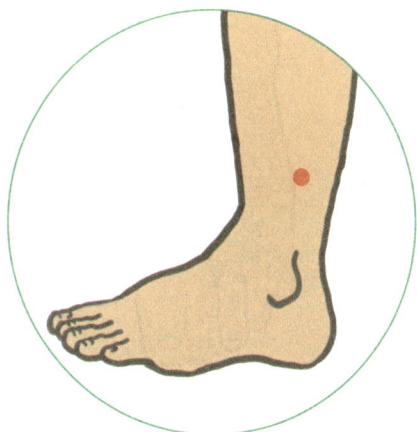

悬钟

9. 丘墟

位于外踝前下方的凹陷中。左、右各一。

主治：偏头痛、肩痛、颈痛、肋间神经痛，胃酸过多引起的胸部灼热、恶心、股关节疼痛、脚腕疼痛、坐骨神经痛，胆炎、胆结石等肝胆疾病，视力低下等眼部疾病，下肢疲劳。

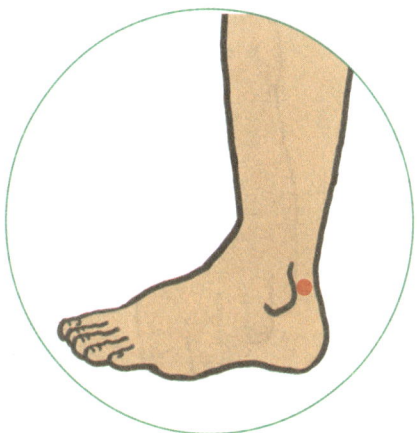

昆仑

10. 涌泉

位于弯曲脚趾时脚掌最低处，第二脚趾的延长线上。左、右各一。

主治：受寒、下肢浮肿、疲劳、膀胱炎、尿频、易疲劳、四肢无力、中暑、头晕、昏迷、不安、失眠、悸动、心情烦躁、高血压、低血压。

11. 陷谷

位于足部第二脚趾与第三脚趾之间向下一拇指凹陷处。左、右各一。

主治：头痛、视疲劳、眼睛疼痛、喉咙痛、牙痛、急性胃病、腹泻、脸部浮肿、皮肤粗糙、心情郁闷、烦躁、恐慌。

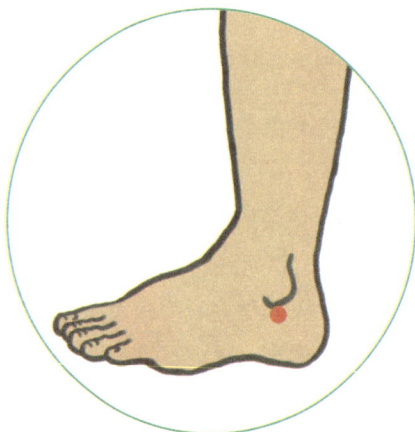

丘墟

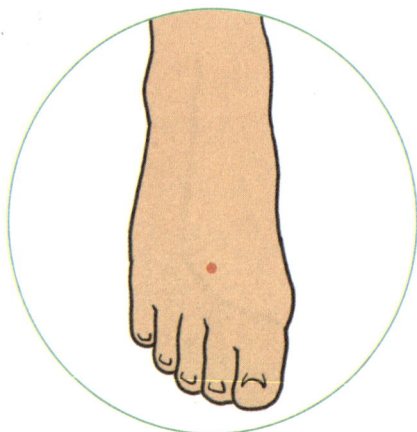

陷谷

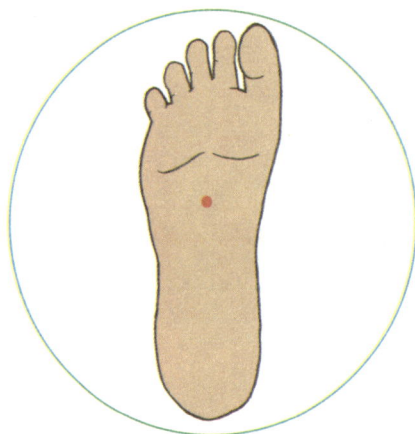

涌泉

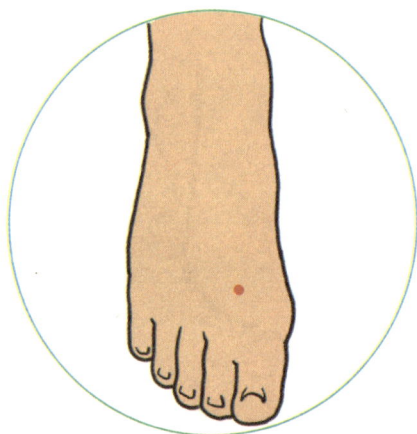

太冲

绘绘穴位按摩大全 彩图版

12. 太冲

位于第一个脚趾和第二个脚趾之间接近脚骨的凹陷处。左、右各一。

主治：视疲劳、眼睛充血、眼睛疼痛、视力低下、尿频、小便不尽、慢性腰痛、下肢疲劳、颈部疼痛、肩部疼痛、腰部刺痛、高血压、血小板欠缺型贫血、癫痫、乳腺炎、头痛、头晕、发冷、老人斑。

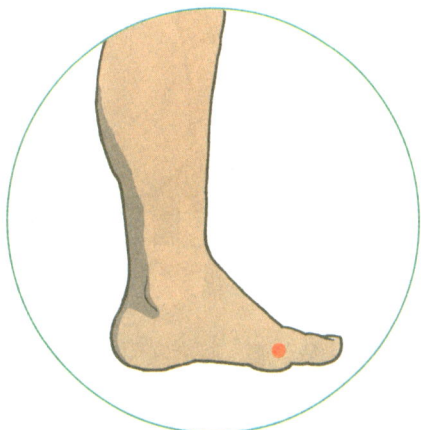

13. 太白

位于足大趾趾根（侧面突出部位）附近，向脚腕处的凹陷。左、右各一。

主治：消化不良、胀肚、胃痛、腹部疼痛、腹泻、便秘、口腔内膜炎、口臭、痔疮、慢性腰痛。

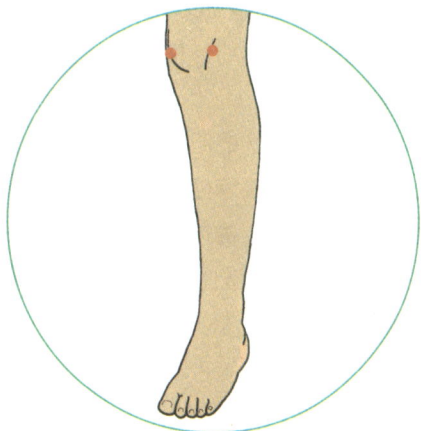

太白

14. 膝眼

屈膝时，在髌韧带两侧凹陷处，在内侧的称内膝眼，在外侧的称外膝眼。

主治：膝盖痛、变形性关节炎。

15. 阴陵泉

位于人体的小腿内侧，膝下胫骨内侧凹陷处。左、右各一。

主治：肥胖，膝部关节炎，各种原因引起的腹痛、腹胀、腹水、腹泻、消化不良，尿频、小便失禁、生殖器

膝眼

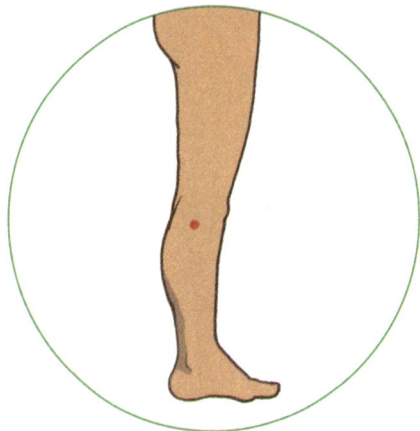

阴陵泉

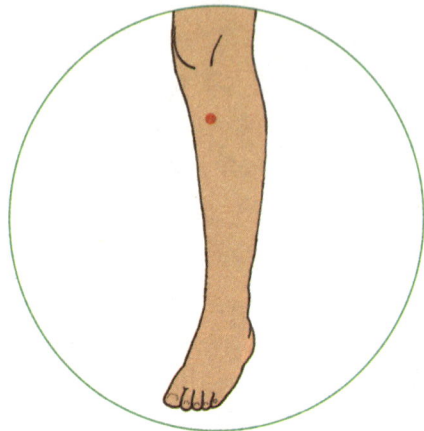

足三里

疼痛，由肝、胆、脾病变引起的黄疸。

16. 足三里

位于外膝眼下方 3 寸（四横指宽），胫骨外侧约一横指处。左、右各一。

主治：胃肠的所有症状，预防和治疗感冒、肺炎等传染性疾病，预防高血压、糖尿病、高血脂等，以及肥胖、过敏性皮炎、过敏性鼻炎、花粉过敏、体质虚弱、贫血、低血压、疲劳、发冷、病后体力恢复、老人斑、皱纹、支气管气喘。

17. 上巨虚

位于足三里下方四横指宽处。左、右各一。

主治：胃痛、腹痛、腹泻、食物中毒、过敏性肠炎、胃肠虚弱、消化吸收不好、肥胖症、下肢疲劳、疼痛、无力、四肢无力、老人斑、皱纹。

18. 委中

位于膝盖后窝横纹中点，股二头肌肌腱与半腱肌肌腱的中间。左、右各一。

主治：背部疼痛、慢性腰痛、坐骨神经痛、下肢疲劳、疼痛、过敏性皮炎、湿疹、发烧、感冒、中暑、昏迷、癫痫、腹痛、恶心、腹泻。

19. 承山

位于小腿后面正中，伸直小腿或足跟上提时，小腿肚下出现尖角的凹陷处。左、右各一。

主治：膝部疲劳、疼痛、腿抽筋、痔疮、脱肛、便秘、腹痛、背部疼痛、失眠。

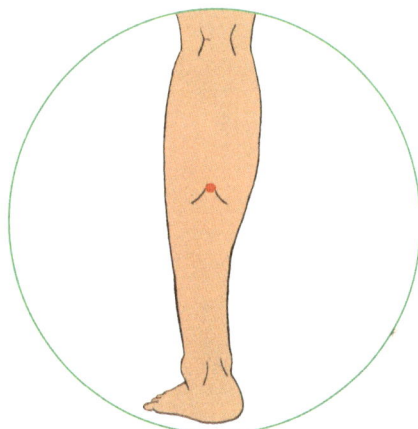

承山

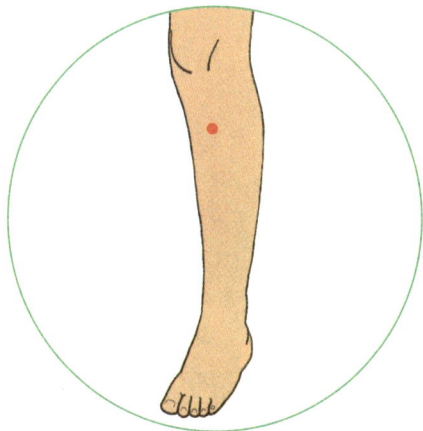

上巨虚

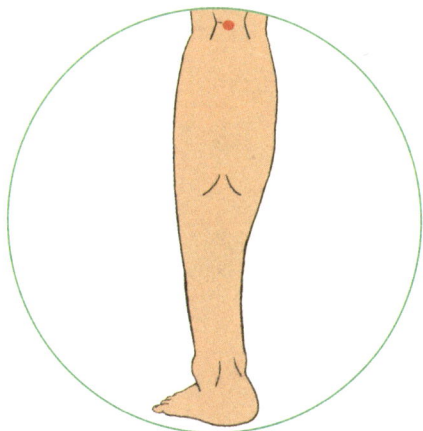

委中

第六章

手部反射区按摩技巧

通常人们对足与身体健康的联系的认识更多一些，对我们的手与身体健康的联系知之甚少。如果说脚是人体的反射区，那么手便是人体的压缩图。手为人体使用最多的器官，其细微变化直接反映人体生命力的强弱变化。手是一个全息元，掌心反映身体的正面，手背反映身体的背面，每个手指通过穴位与器官相连。随意动一动你的指头，按摩相应的穴位可调整相应组织器官的功能，改善其病理状态，从而调节人的健康状态。

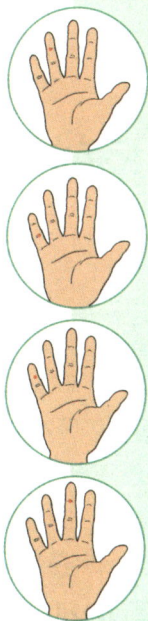

一、手部反射区

手部反射区是神经的聚集点。经络是人体内部脏腑和外部体表相连的通路，经络在人体内外、上下、左右、前后互相连贯，形成一个整体。由于经络是内部脏腑和外部体表相连贯的通路，所以能把外来的病邪从表传向里，把内脏的病变从里反映到体表，并在所属经络循行的部位上出现症状。

手掌和手背各有分工。人的手掌联系着身体前部各种器官，手背联系着身体后部各种器官。具体来说，手掌联系着眼球、鼻腔、口腔、心、膀胱、子宫、直肠、肾等近 30 个器官；手背主要联系肾、脾、阑尾、生殖腺等器官。人的一只手正反面都有反射区，双手穴点相同。

二、手部的按摩要求

1. 按摩的力道

对多数穴位和反射区来说，不痛就不会有效果，所以需要按摩的力道重一点，痛感重一点，但也不可过重，只要有明显的痛感就行了。按摩时，用力要先轻后重，逐渐增加力量，到患者能接受的最大限度为止。

2. 按摩的顺序

按摩时男性先左手，后右手；女性则先右手，后左手。如没有足够的时间，只要按摩一只手上的穴位就可以了。

三、手心反射区

手心部位

大肠穴、心穴、肺穴、肾穴、命门、肝穴、牙病反射区、齿痛点、肩颈反射区、眼穴、少商穴、耳咽反射区、手掌区、咳喘点、心悸点（左手）、手心穴、多汗点、胃肠点、三焦区、胸腔区、足腿区、太渊穴、大陵穴、神门穴、鼻反射区、鼻窦区（这一反射区双手有 10 个反射点）、眼反射区、耳反射区、扁桃体反射区、肺反射区、肝胆反射区（右手）、胃反射区、肾反射区、输尿管反射区、膀胱反射区、膝盖穴、胸口反射区、催眠穴（女性生殖器反射区）。

四、手背反射区

手背部位

　　商阳穴、中冲穴、关冲穴、少泽穴、少冲穴、二明穴、后头点、会阴点、偏头点穴、头顶点穴、前头点穴、二间穴、第二二间穴、大骨空穴、眼点穴、三间穴、落零五、合谷穴、鼻点、血压反射区、老年肩反射区、颈点、颈咽点、中渚穴、液门穴、肝点、后溪穴、胸腹区、脊柱反射区、下痢点、腰腿区、养老穴、阳谷穴、阳池穴、阳溪穴、虎边穴、三毛穴、肩反射区、男性生殖器反射区（双手共有 4 个穴点）。

五、手部各反射区的功能详解

1. 大肠穴

　　位于双手手掌食指第一指节与第二指节间横纹线上，基本上位于中间点，有的人可能偏左或偏右。

　　主治：肠道疾病。

2. 心穴

　　位于双手手掌中指第一指节与第二指节间横纹线上。

　　主治：强化神经系统功能。

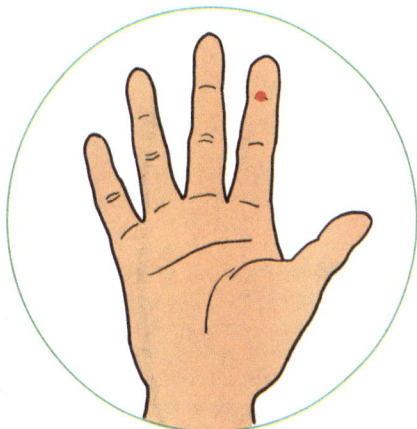

大肠穴

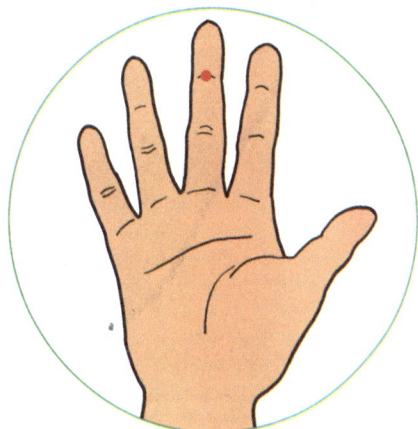

心穴

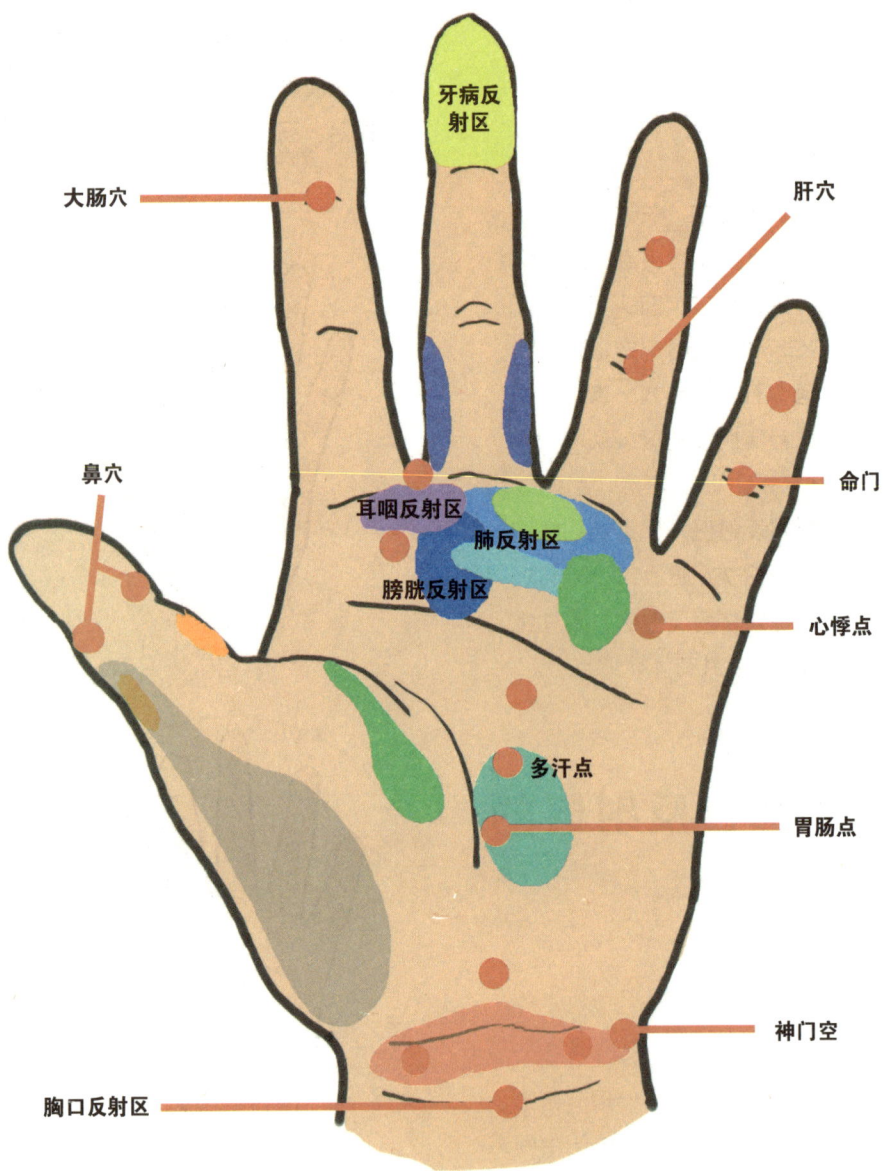

牙病反射区

大肠穴

肝穴

鼻穴

命门

耳咽反射区

肺反射区

膀胱反射区

心悸点

多汗点

胃肠点

神门空

胸口反射区

手部反射区示意图之一

经络穴位按摩大全 彩图版

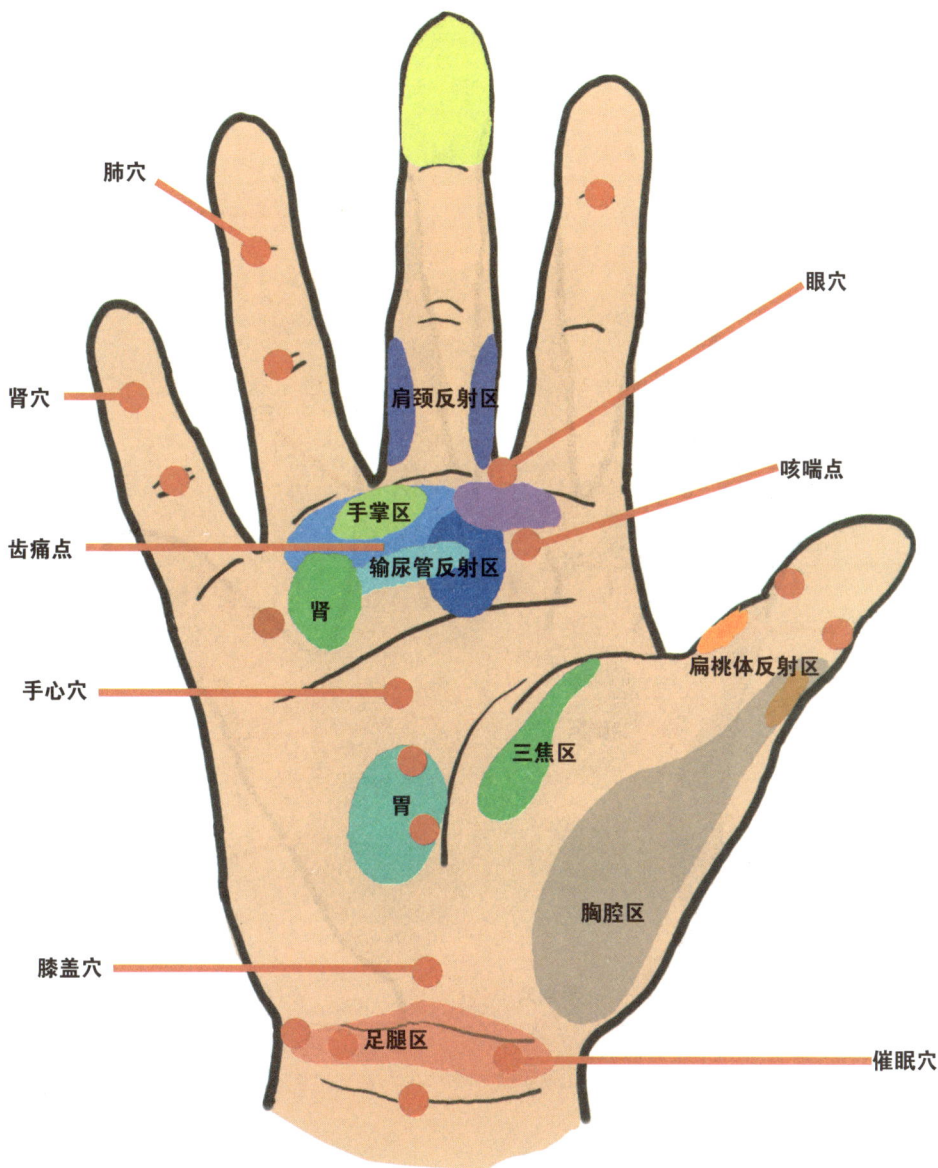

肺穴

眼穴

肾穴

咳喘点

齿痛点

肩颈反射区

手掌区

输尿管反射区

肾

手心穴

扁桃体反射区

三焦区

胃

胸腔区

膝盖穴

足腿区

催眠穴

手部反射区示意图之二

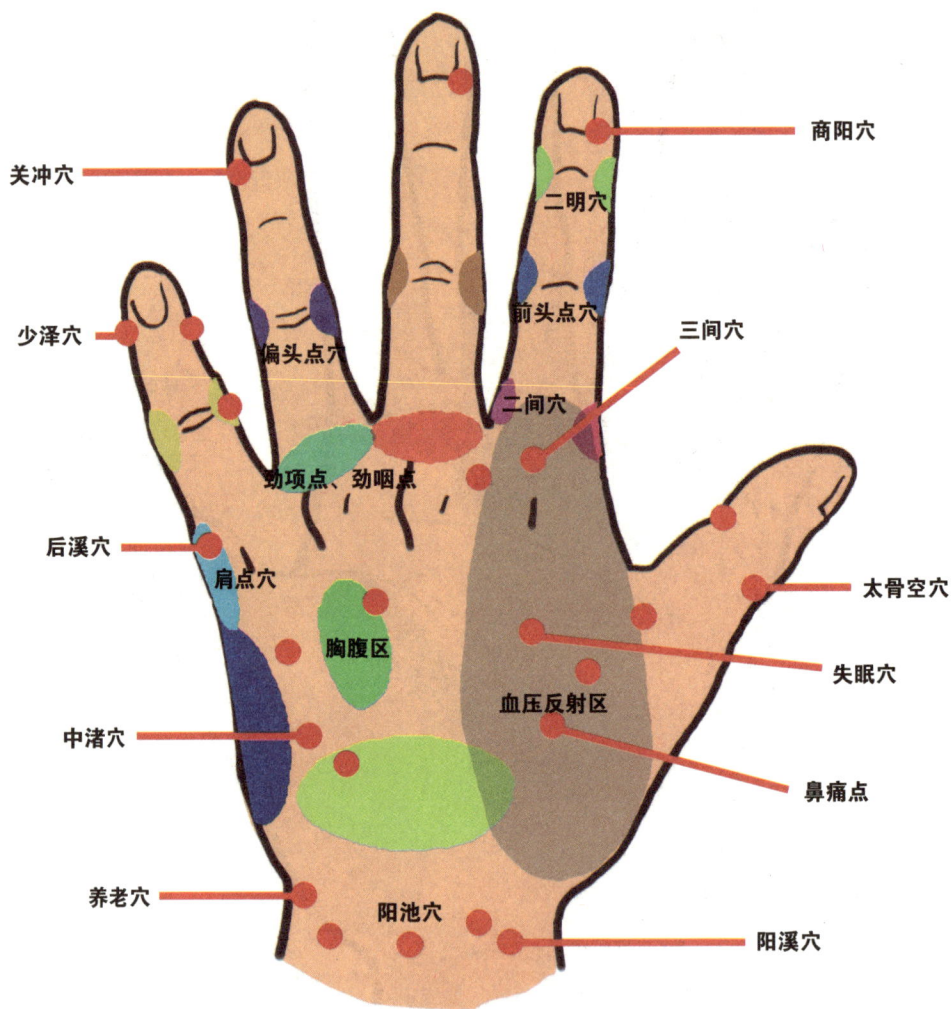

关冲穴

商阳穴

二明穴

少泽穴

前头点穴

三间穴

偏头点穴

二间穴

劲项点、劲咽点

后溪穴

肩点穴

太骨空穴

胸腹区

失眠穴

中渚穴

血压反射区

鼻痛点

养老穴

阳池穴

阳溪穴

手部反射区示意图之三

经络穴位按摩大全　彩图版

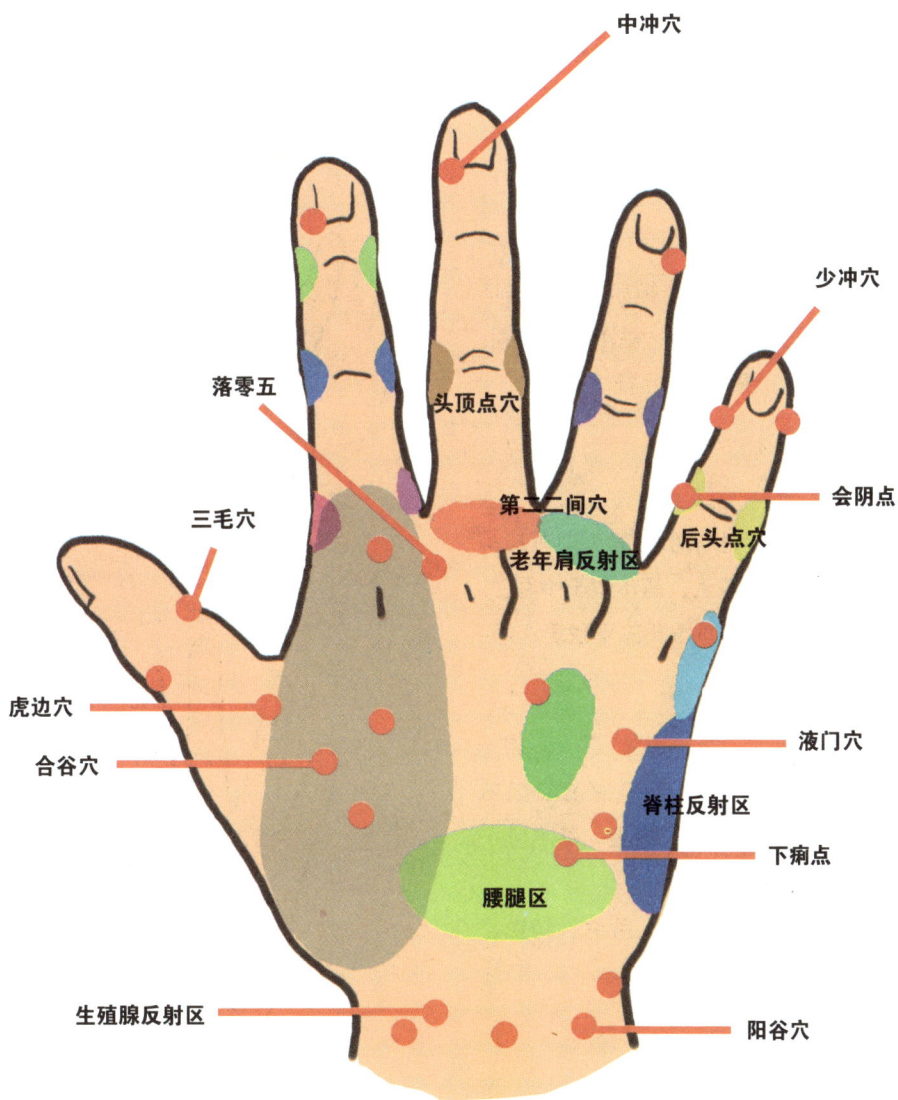

中冲穴

少冲穴

落零五

头顶点穴

会阴点

三毛穴

第二二间穴

老年肩反射区

后头点穴

虎边穴

合谷穴

液门穴

脊柱反射区

下痢点

腰腿区

生殖腺反射区

阳谷穴

手部反射区示意图之四

3. 肺穴

位于双手手掌无名指第一指节与第二指节间的横纹线上，病理反射点基本位于横纹线中间。

主治：强化脏腑功能。

4. 肾穴

位于双手手掌小指第一指节与第二指节间的横纹线上，基本位于中间。

主治：更年期综合征。

5. 命门穴

位于双手手掌小指第二指节与第三指节间的横纹上，基本位于中间。

主治：泌尿系统和生殖系统疾病。

6. 肝穴

位于双手手掌无名指第二指节与第三指节间的横纹线上，基本位于中间。

主治：肝胆疾病、疲劳、胸痛、头痛、偏头痛、颈部痛。

7. 牙病反射区

位于双手手掌中指第一指肚部位。

主治：各种牙病。

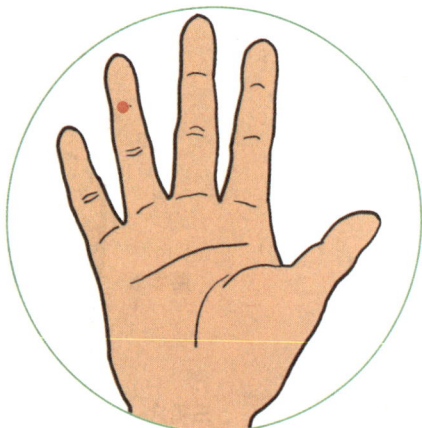

肺穴

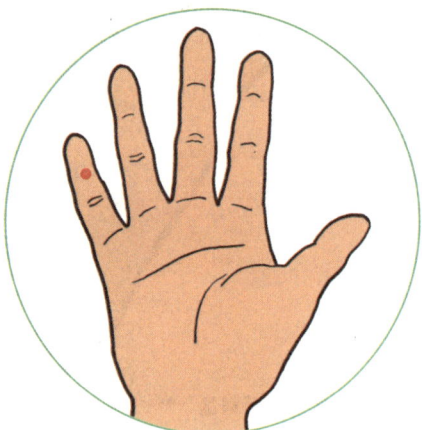

肾穴

经络穴位按摩大全 彩图版

8. 齿痛点

位于双手手掌中指、无名指中线下行至手掌纹线的感情线下缘。

主治：牙病的辅助穴点。

9. 肩颈反射区

位于双手手掌中指第三指节两侧，从第二指节下缘横纹线起至指根止。

主治：肩颈各种疾病。

10. 少商穴

位于拇指末节外侧，指甲对角线延长 0.1 寸处。左、右各一。

主治：消化系统、呼吸系统疾病，能强化胰脏功能。

11. 耳咽反射区

位于双手手掌中指指根靠近食指指根处，病理反射区呈一长卵圆形。

主治：耳咽各种疾病。

12. 手掌区

位于双手手掌中指根和无名指根接壤处，在耳咽反射区旁。

主治：神经衰弱和自主神经功能紊乱。

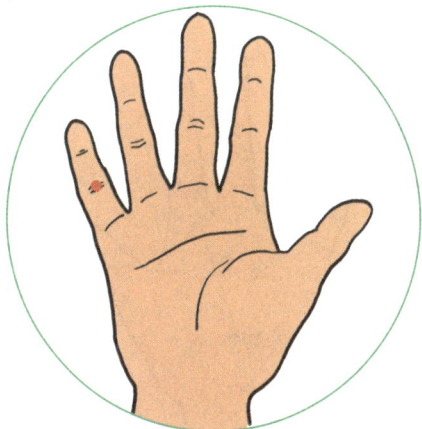
命门穴

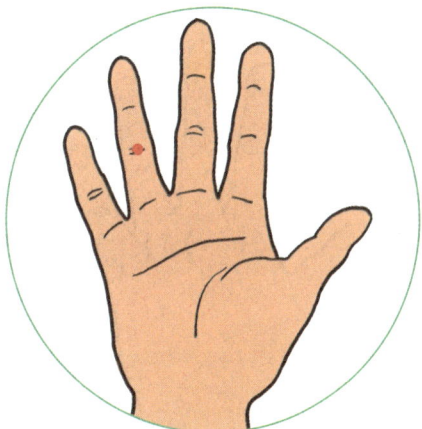
肝穴

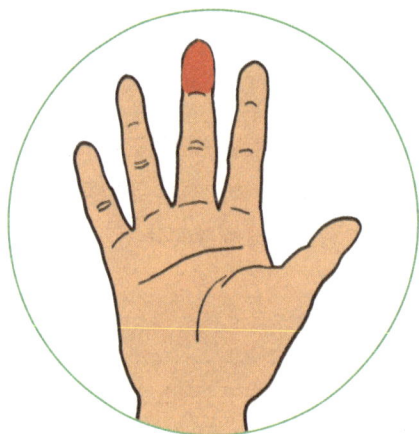

牙病反射区

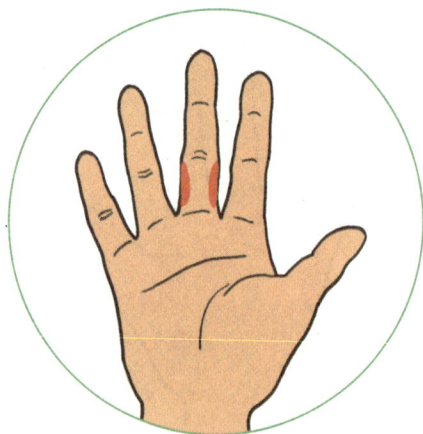

肩颈反射区

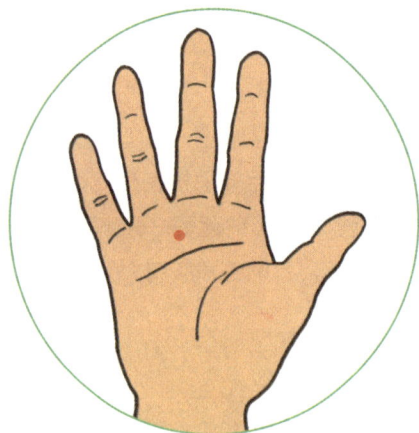

齿痛点

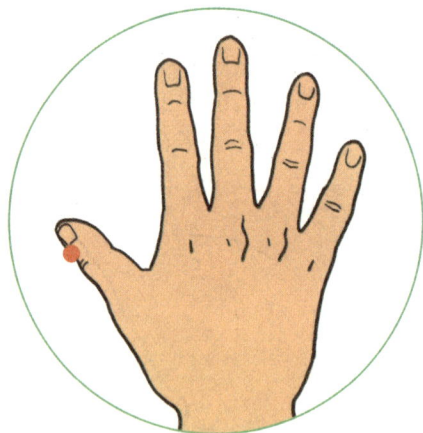

少商穴

经络穴位按摩大全 彩图版

13. 咳喘点

位于双手手掌食指、中指中线向下延伸至感情线交叉处。

主治：呼吸系统疾病。

14. 心悸点

位于双手手掌无名指、小指中线向下垂直延伸至感情线交叉处。

主治：心脏疾病。

15. 生殖反射区

位于双手手掌掌侧，小指下缘，呈狭长带状。

主治：生殖系统疾病。

16. 手心穴

位于双手手掌手心正中部，一般多在手纹生命线旁侧。

主治：眩晕，预防、治疗晕车晕船。

17. 多汗点

位于双手手掌手心穴下缘，紧挨手心穴。

主治：神经衰弱，能减轻精神压力，放松大脑，消除紧张。

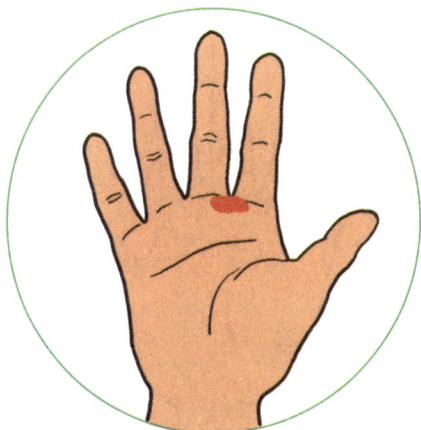

耳咽反射区

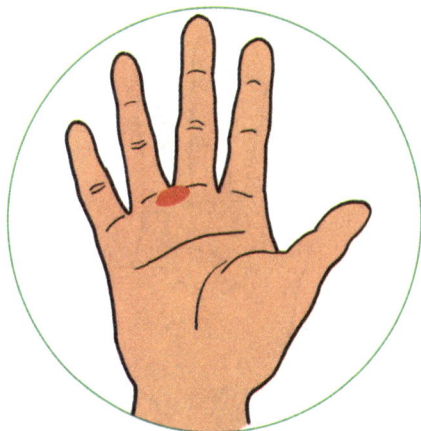

手掌区

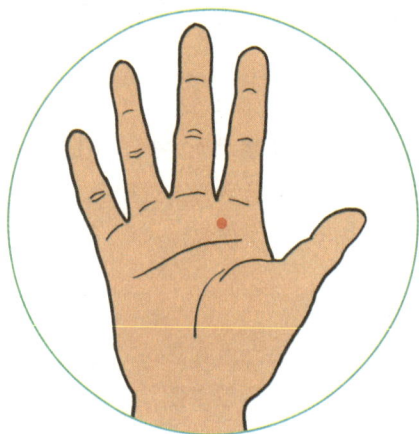

咳喘点

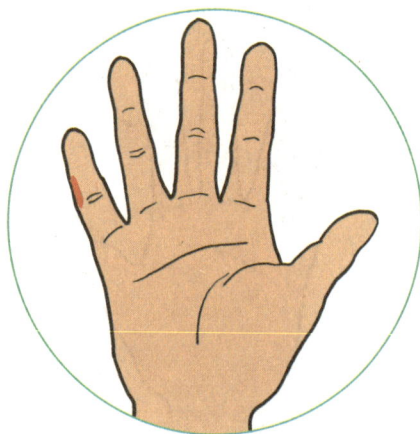

生殖反射区

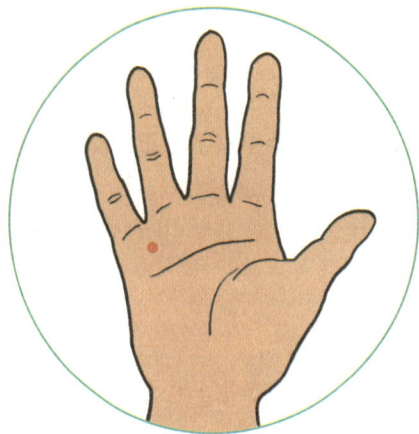

心悸点

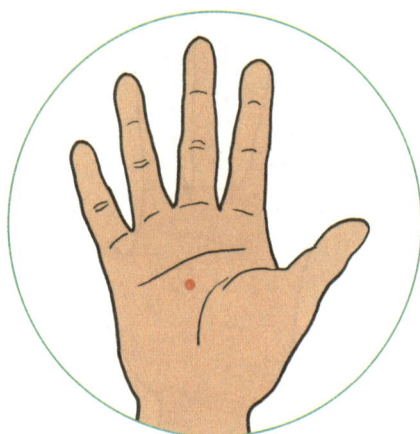

手心穴

经络穴位按摩大全 彩图版

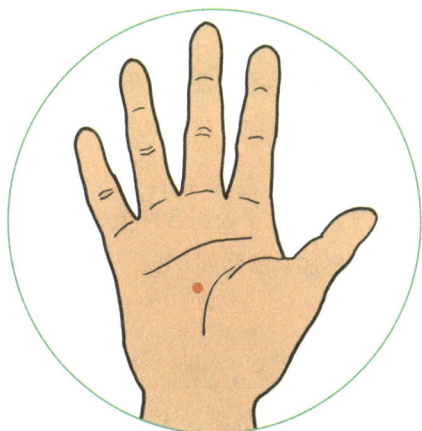

多汗点

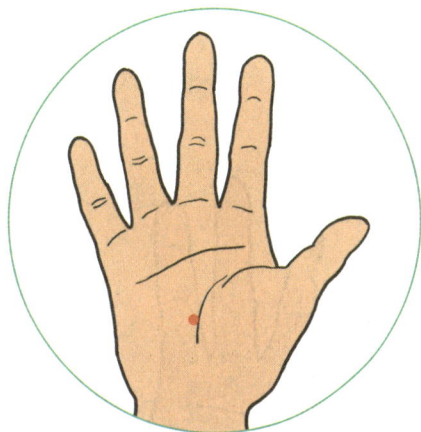

胃肠点

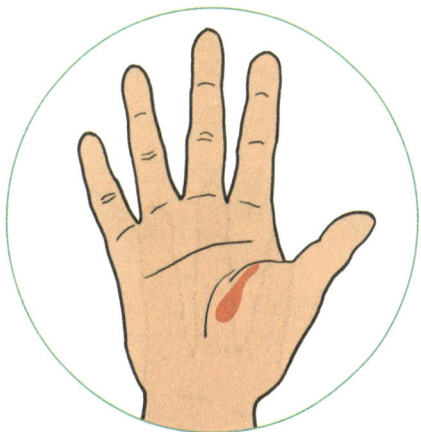

三焦区

18. 胃肠点

位于双手手掌多汗点下缘，宽度与无名指等宽，可从无名指指根处画2条垂直下行线，至多汗点下缘处。

主治：胃下垂、胃炎、胃痉挛、十二指肠溃疡等症。

19. 三焦区

位于双手手掌大鱼际部位的内侧，呈狭长茄状。

主治：因内脏功能障碍引发的各种食欲不振、消化不良、不思饮食等症。

20. 胸腔区

位于双手手掌大鱼际外缘掌侧，上起自拇指第一指节横纹线，下行至手腕部，是手部病理穴位中最大的穴区。

主治：呼吸道疾病，防治感冒。

21. 足腿区

位于双手手掌小鱼际下缘、手腕横纹线上缘。

主治：腰、足、腿部疼痛。

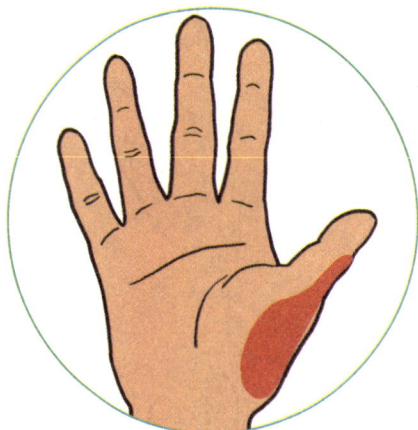
胸腔区

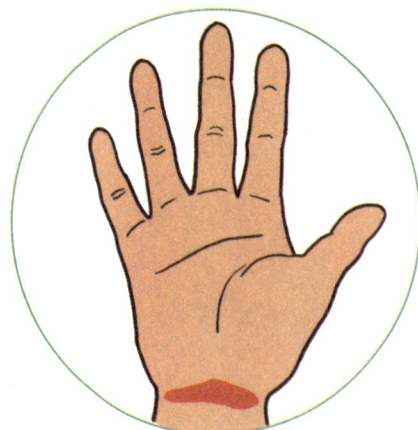
足腿区

22. 太渊穴

位于双手手腕部位，在掌后腕横纹桡侧端，桡动脉桡侧凹陷处。左、右各一。

主治：上呼吸道各种炎症，还可治疗乳房痛、腕臂痛。

23. 大陵穴

位于手掌侧腕关节第一横纹正中，两筋（掌长肌腱与桡侧腕屈肌腱）之间。左、右各一。

主治：神经痛。凡身体各部位神经性疼痛，在手部穴位临床治疗上均宜配用此穴。

24. 神门穴

握拳后找到纵向的最外的小指方向的筋，筋的内侧延长线与手腕处最粗的横纹的交叉处。左、右各一。

主治：低血压眩晕、失眠、心烦、心率快、神志不清等症。

25. 商阳穴

位于双手手背食指指甲下外侧。

主治：脑卒中昏迷、高热不退、咽喉肿痛、痄腮、耳鸣、耳聋、齿痛、手指麻木等症。

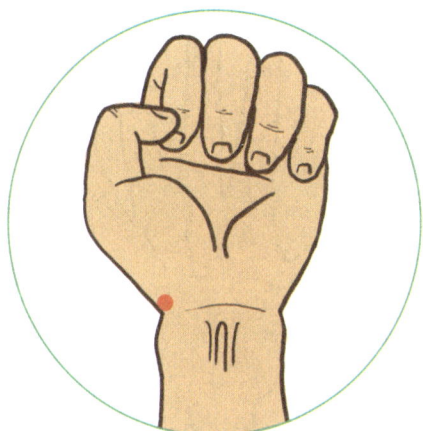

太渊穴

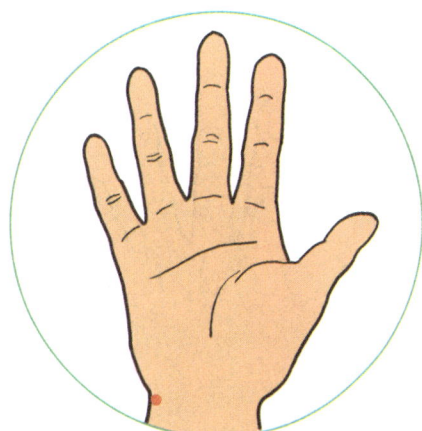

神门穴

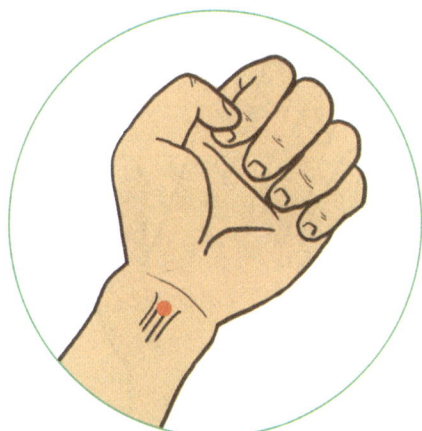

大陵穴

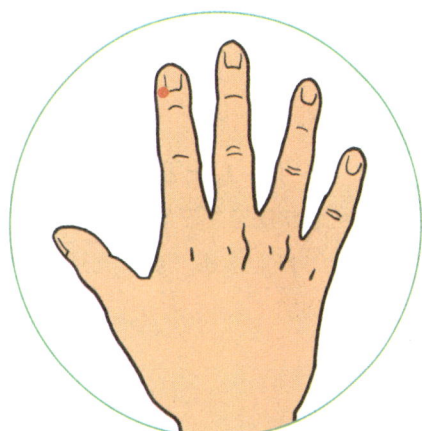

商阳穴

26. 中冲穴

位于双手手背中指指甲下靠食指一侧。也可在指甲下取穴。

主治：新陈代谢性疾病。

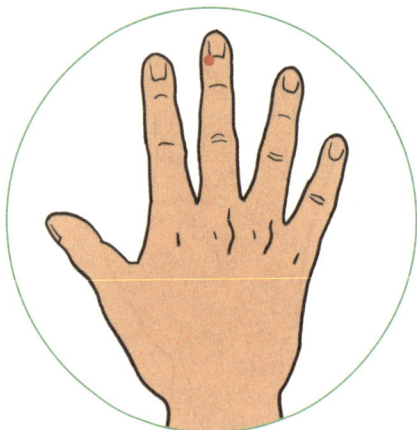

中冲穴

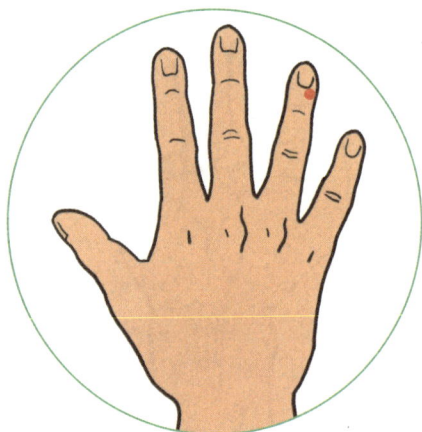

关冲穴

27. 关冲穴

位于双手手背无名指指甲下外侧。从经络学讲它是三焦经井穴。

主治：肝胆疾病，能增强精力，平衡生理功能。

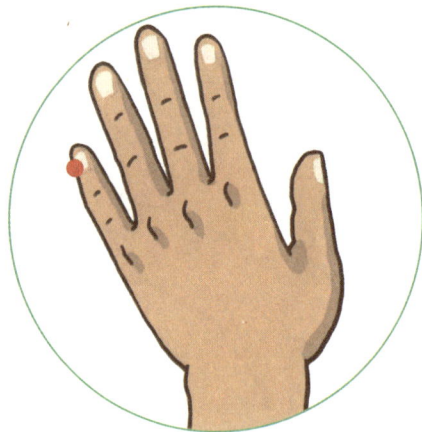

少泽穴

28. 少泽穴

位于小指指甲下缘外角向斜下方2毫米处。左、右各一。

主治：头痛、目翳、咽喉肿痛、乳肿、乳汁少、昏迷等。

29. 少冲穴

位于小指指甲下缘内侧（拇指侧）向斜下方2毫米处。左、右各一。

主治：心悸、心痛、胸胁痛、热病、昏迷等病，能强化内脏功能，促进血液循环。

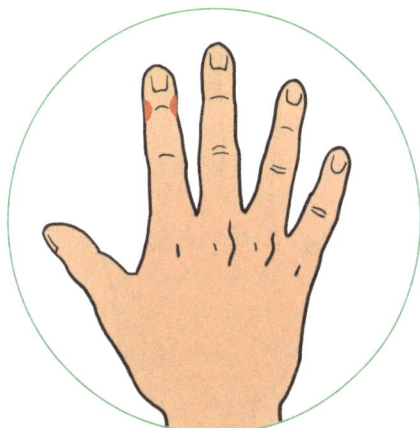

二明穴

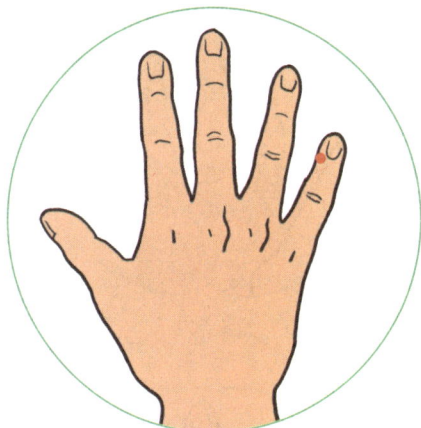

少冲穴

30. 二明穴

位于双手手背食指第一指节与第二指节中间横纹外侧。

主治：消化道疾病。

31. 后头点穴

位于双手手背小指第二指节与第三指节中间横纹外侧。

主治：神经痛、头后侧疼痛。

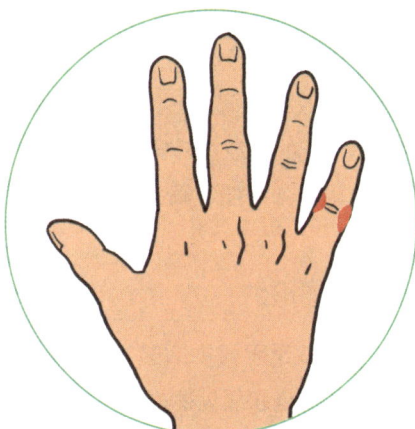

后头点穴

32. 会阴点

位于双手手背小指第二指节与第三指节间的横纹里侧，与后头点穴点并列横纹线两侧。

主治：痔疮及其他肛门、直肠部位疾病。

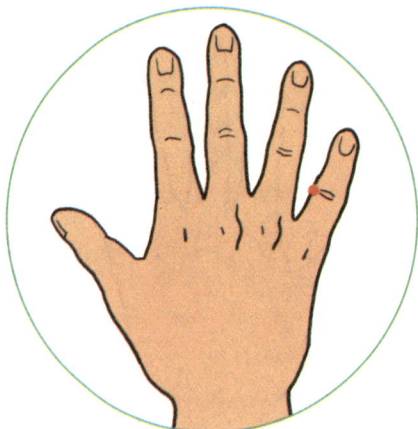

会阴点

33. 偏头点穴

位于双手手背无名指第二指节与第三指节间的横纹线外侧。

主治：神经痛、偏头痛。

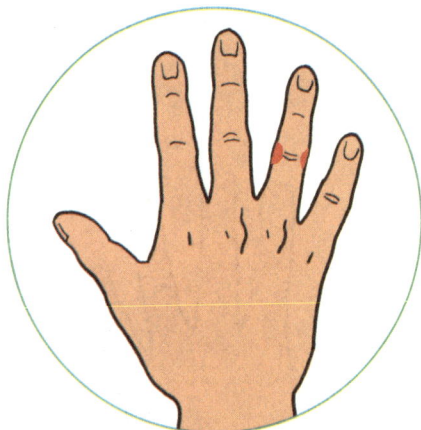

偏头点穴

34. 头顶点穴

位于双手手背中指第二指节与第三指节间的横纹线外侧。

主治：神经痛、巅顶痛。

35. 前头点穴

位于双手手背食指第二指节与第三指节间的横纹线外缘。

主治：神经痛、酒后头痛。

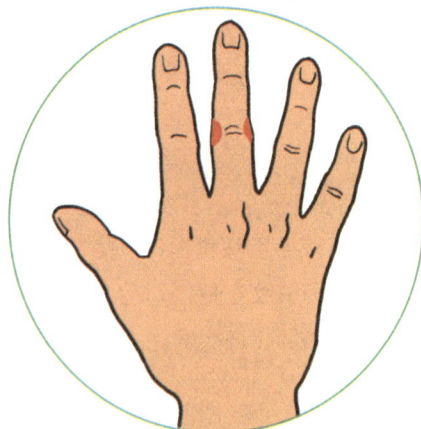

头顶点穴

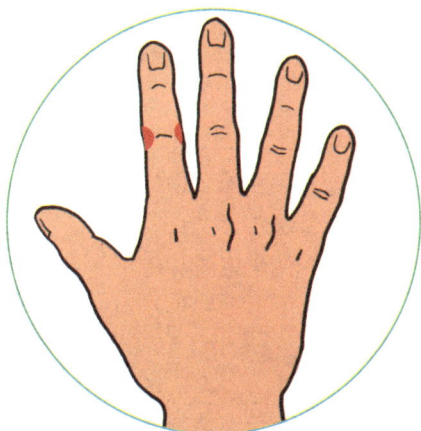

前头点穴

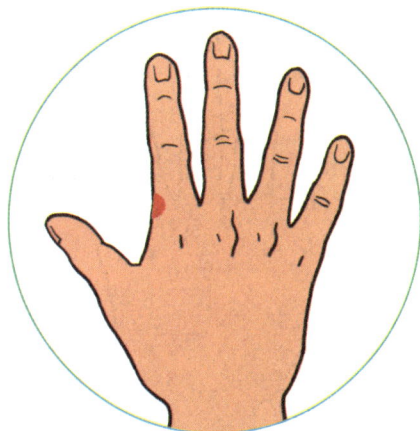

二间穴

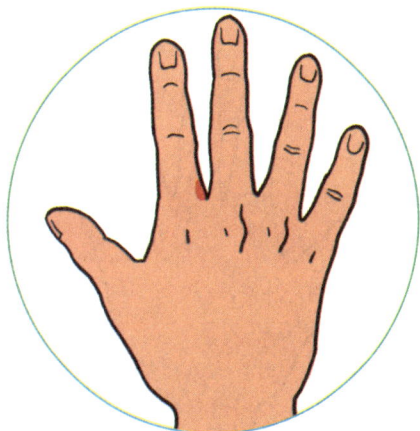

第二二间穴

36. 二间穴

位于双手手背食指指根外侧。

主治：肠道消化功能紊乱、腹胀、消化不良等症。

37. 第二二间穴

位于双手手背食指指根内侧。

主治：便秘和青春痘。

38. 大骨空穴

位于双手手背拇指第一指节横纹线外侧下部。

主治：风湿和关节酸痛。

39. 眼点穴

位于双手手掌拇指尺侧，指关节赤白肉际处。

主治：眼部疾病。

40. 三间穴

位于双手手背食指根部二间穴向下延伸至骨缝处。

主治：消化系统疾病。

41. 落零五

位于双手手背食指、中指中间向下延伸处。

主治：高血压、胃痉挛。

42. 合谷穴

在手背，第一、第二掌骨间，第二掌骨桡侧的中点处。可用一只手的拇指第一个关节横纹正对另一只手的虎口边，拇指屈曲按下，指尖所指处就是合谷。左、右各一。

主治：合谷穴是个"万能穴"，有止痛、退热、消炎等作用，按压可治疗感冒、发烧、咳嗽、呕吐、头痛、牙痛、喉痛、鼻渊、中暑、脑卒中眩晕、暴发火眼、腹痛、肩酸、背痛、情绪紧张等。

43. 鼻痛点

位于双手手背合谷穴向下延伸至一凹陷处。

主治：各类鼻炎。

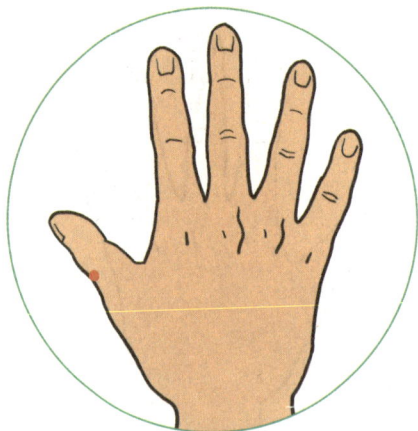

大骨空穴

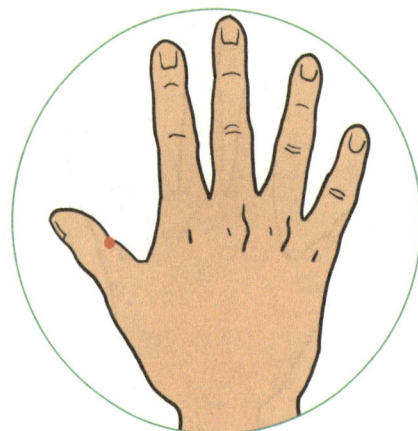

眼点穴

经络穴位按摩大全 彩图版

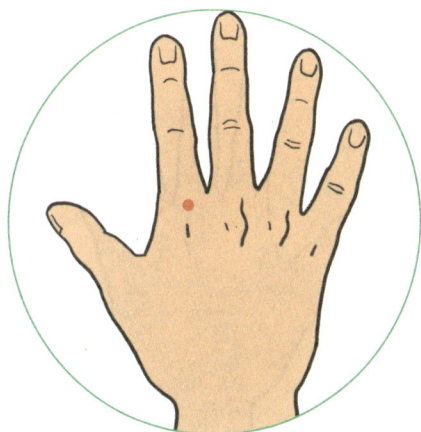

三间穴

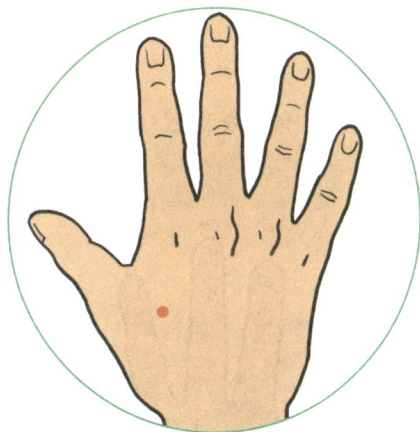

合谷穴

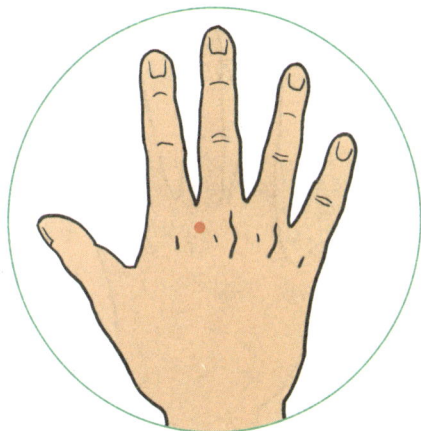

落零五

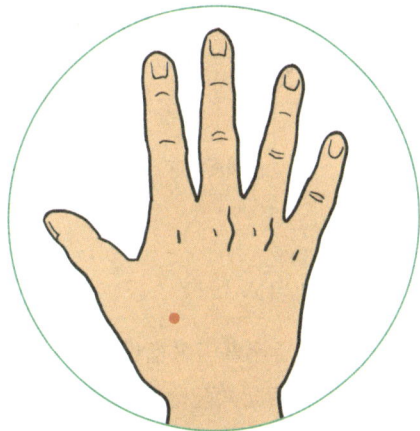

鼻痛点

44. 血压反射区

位于双手手背食指下方到腕部，呈一狭长带状，反应区内包括三间穴、落零五、合谷穴、鼻痛点、血压反应点、虎边穴等病理反射点，是手背部最大的反射区。

主治：能平衡血压，调节内分泌功能。

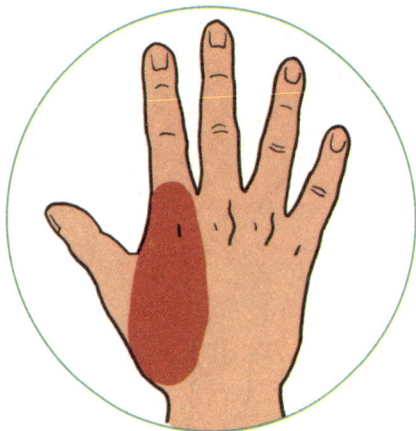

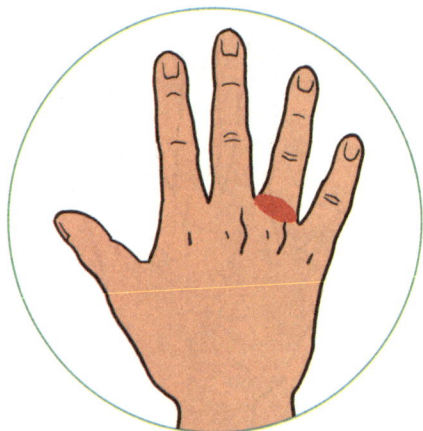

老年肩反射区

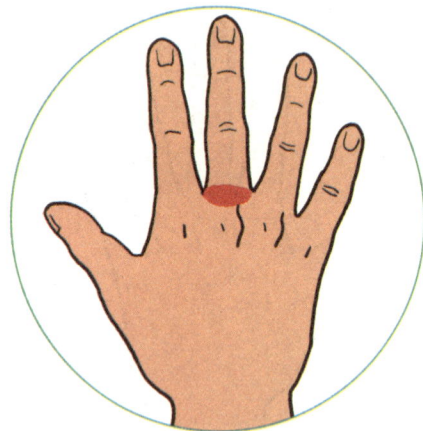

血压反射区

45. 老年肩反射区

位于双手手背无名指根部。
主治：用此穴配治老年肩、肩周炎，以及其他肩部酸痛、肩部疾病。

46. 颈项点、颈咽点

两穴位于双手手背中指根下部。
主治：颈部疾病和咽喉疾病。

颈项点、颈咽点

经络穴位按摩大全 彩图版

47. 中渚穴

位于手背部，掌指关节的后方，小指掌关节向手腕方向1寸，第四、第五掌骨间凹陷处。左、右各一。

主治：耳聋、耳鸣、头痛、咽喉肿痛、手指不能屈伸等症。

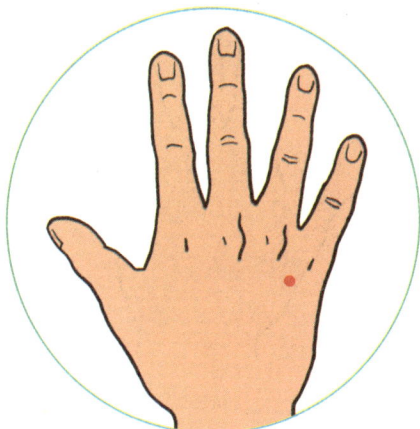
液门穴

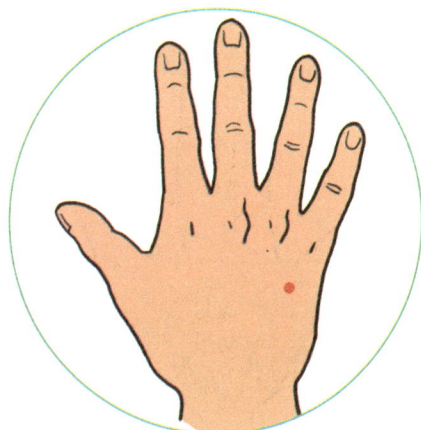
中渚穴

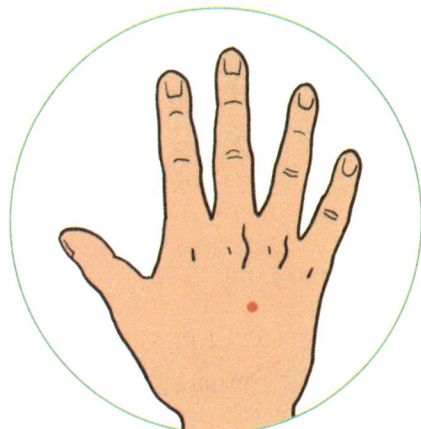
肝点穴

48. 液门穴

位于双手手背无名指与小指指缝间的后方，掌指关节的前方。

主治：头痛、咽喉肿痛等。

49. 肝点穴

位于双手手背中指与无名指指缝间的后方，掌指关节的前方。

主治：消化系统疾病。

50. 后溪穴

位于双手手背小指外侧第五掌指关节后缘，握拳时，在第五掌指关节后的手掌横纹线头处。

主治：落枕、头颈痛、手指麻木、痉挛、癫痫等症。

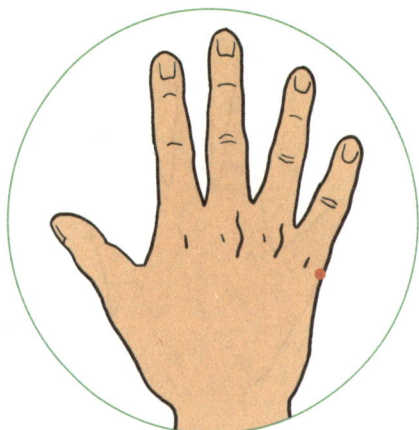

后溪穴

55. 养老穴

位于双手手背脊柱反射区下面凹陷处。

主治：老年人眼部疾病。

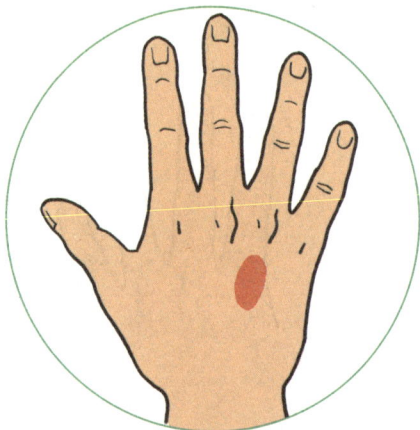

胸腹区

51. 胸腹区

位于双手手背无名指指根老年肩反射区下方，呈长圆形。

主治：胃部各种疾病。

52. 脊柱反射区

位于双手手背小指外侧掌骨外缘。

主治：脊柱部位疾病。

53. 下痢点

位于双手手背胸腹区的下缘。

主治：腹泻。

54. 腰腿区

位于双手手背下缘，略居中，呈现一扁长圆形。

主治：腰腿疾病。

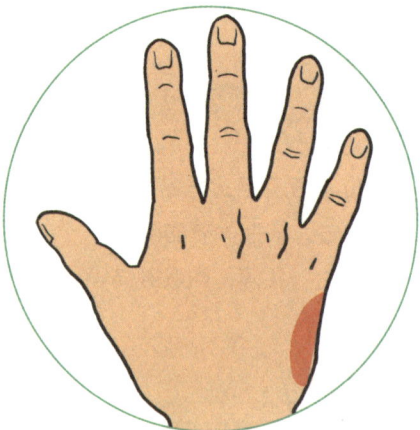

脊柱反射区

经络穴位按摩大全 彩图版

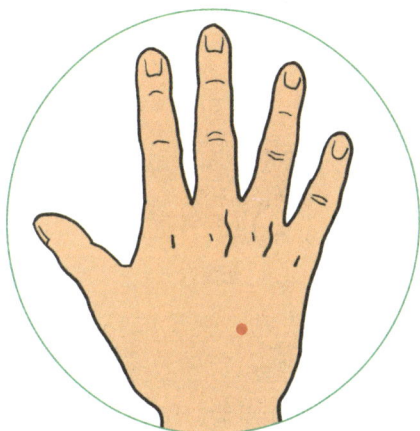

养老穴

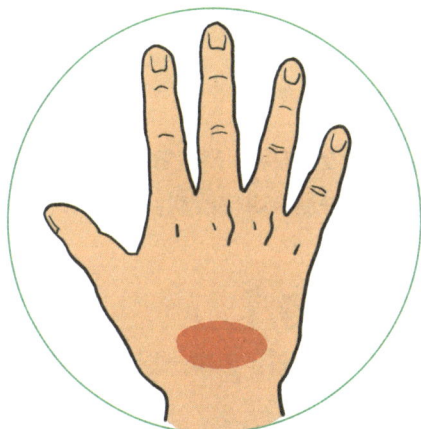

下痢点

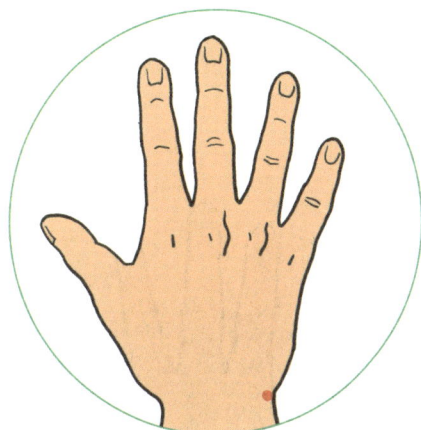

腰腿区

56. 阳谷穴

位于双手手掌尺侧，由腕骨直上，相隔一骨（三角骨）的凹陷处（这个凹陷正好是在三角骨与尺骨小头之间）。

主治：手腕痛。

57. 阳池穴

位于腕背横纹中，指伸肌腱的尺侧缘凹陷处。

主治：血液循环及激素分泌。

58. 阳溪穴

位于腕背横纹桡侧，拇指向上翘时，拇短伸肌腱与拇长伸肌腱之间的凹陷处。左、右各一。

主治：高血压、头痛、手腕痛。

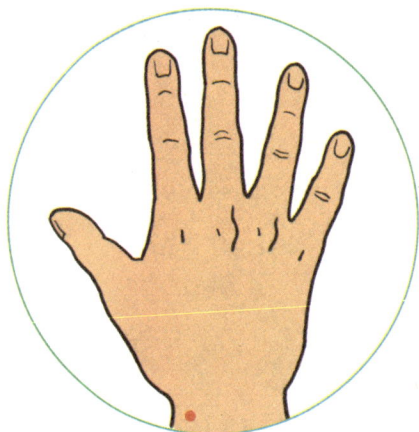

阳溪穴

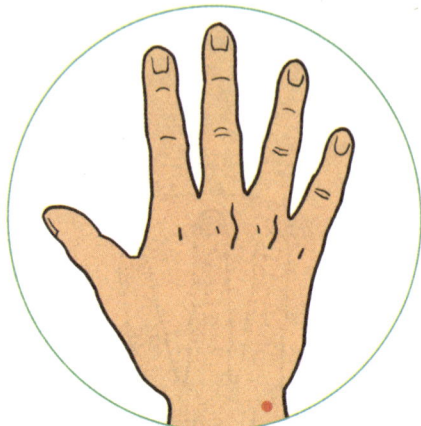

阳谷穴

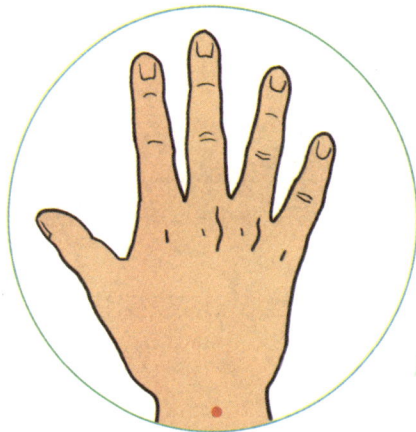

阳池穴

59. 虎边穴

位于双手手背血压反射区内，中指直下尺侧凹陷处。

主治：癫痫。

60. 鼻穴

位于双手手掌拇指头上内、外两侧。
主治：鼻部疾病。

61. 鼻窦穴

位于双手手掌十指指端，双手共10处穴点。

主治：鼻部疾病。

62. 眼穴

位于双手手掌食指与中指根部。
主治：眼部疾病。

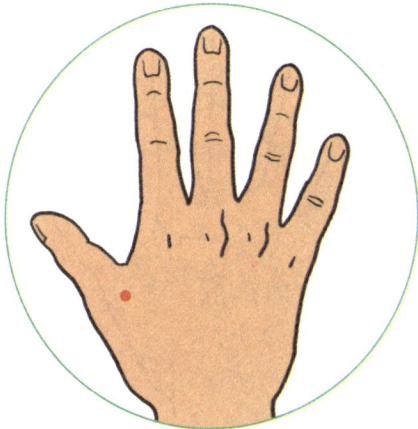

虎边穴

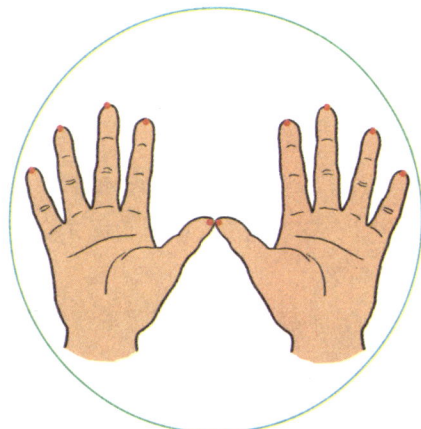

鼻窦穴

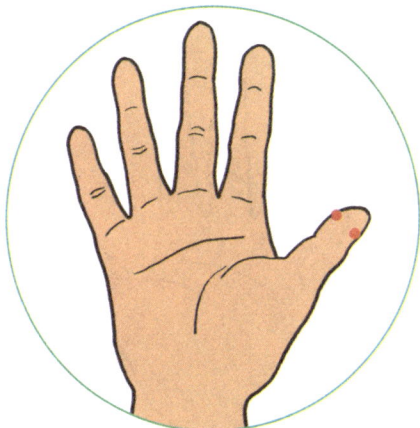

鼻穴

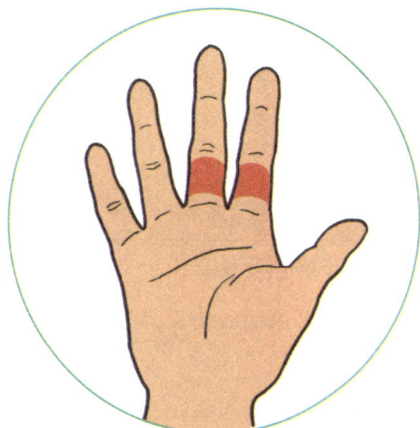

眼穴

63. 耳穴

位于双手手掌小指指根部、无名指指根部，每手两穴，呈2处扁圆形病理反射区。

主治：耳部疾病。

64. 扁桃体反射区

位于双手手掌拇指第一指节横纹线下，分布于内、外两侧，呈2个条状反射区。

主治：扁桃体疾病及咽喉部疾病。

65. 肺反射区

位于双手手掌中指、无名指指根下方，感情线上，穴点位于齿痛点之上，呈扁圆形。

主治：肺部疾病。

66. 肝胆反射区

位于双手手掌无名指、小指中缝向下延伸至感情线交叉点下方，在心悸点下方。

主治：肝胆疾病。

67. 胃穴

位于双手手掌食指下方、生命线起点处。

主治：胃部各种疾病。

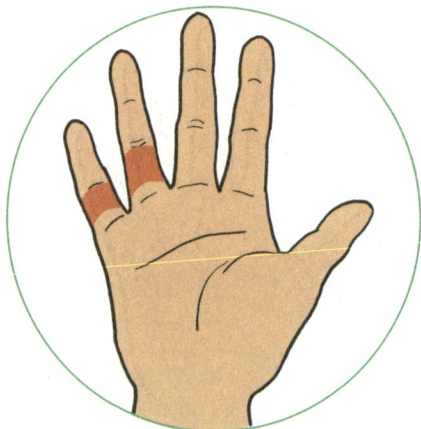

耳穴

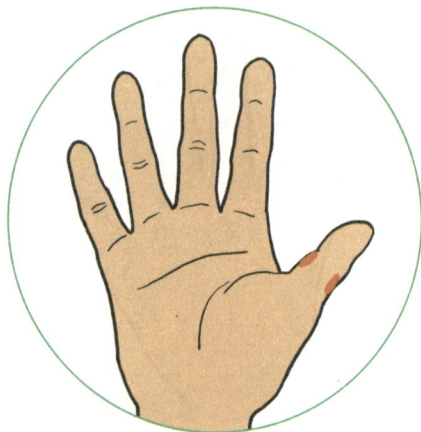

扁桃体反射区

经络穴位按摩大全　彩图版

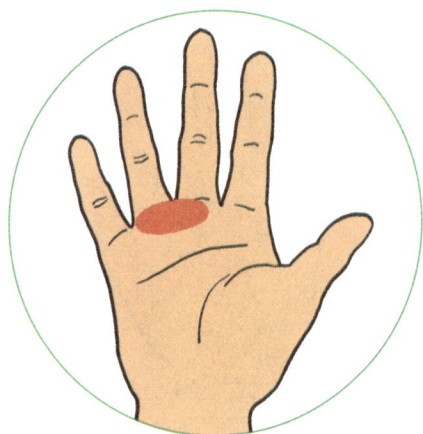

肺反射区

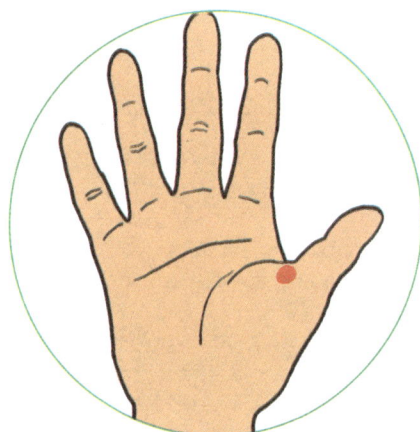

胃穴

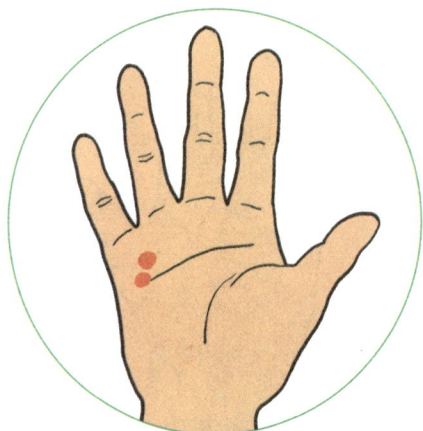

肝胆反射区

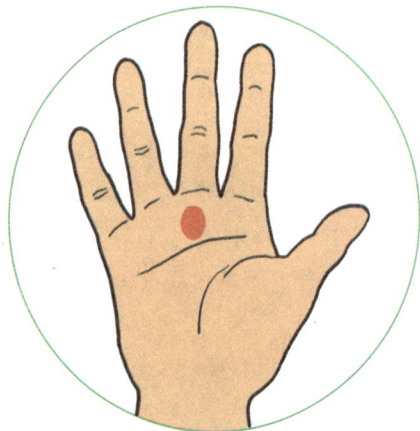

肾反射区

68. 肾反射区

位于双手手掌中指下手心穴与三焦区穴点中间。

主治：肾脏疾病。

69. 输尿管反射区

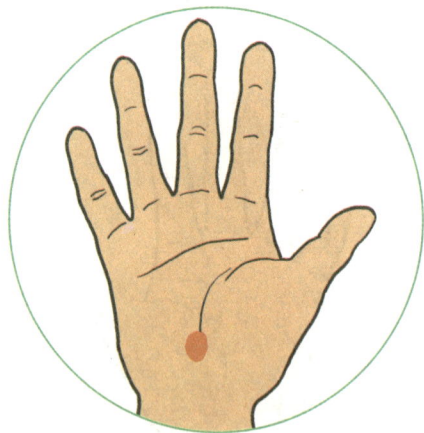

位于双手手掌中指下方，肾反射区与膀胱反射区两穴点的连接线，病理反射区呈狭长带状。

主治：输尿管疾病。

70. 膀胱反射区

位于双手手掌腕横纹线上部中点，与肾反射区、输尿管反射区两穴点相连接。

主治：膀胱各种疾病。

71. 膝盖穴

位于双手手掌手腕部，手腕第二条横纹线外侧、大鱼际下方。用手指点按手腕第二条横纹线外侧有一凹陷处，即此穴。

主治：膝关节痛。

72. 胸口反射区

位于双手手掌部、手腕第二条横纹线中点。

主治：胸闷、气短。

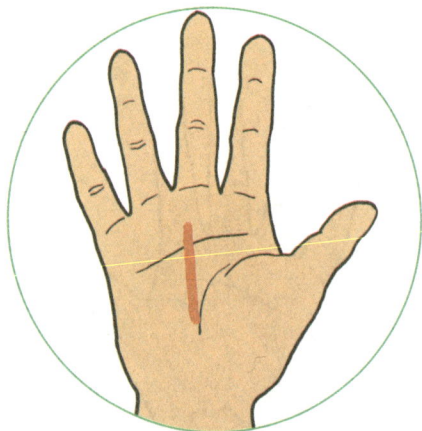

输尿管反射区

膀胱反射区

经络穴位按摩大全 彩图版

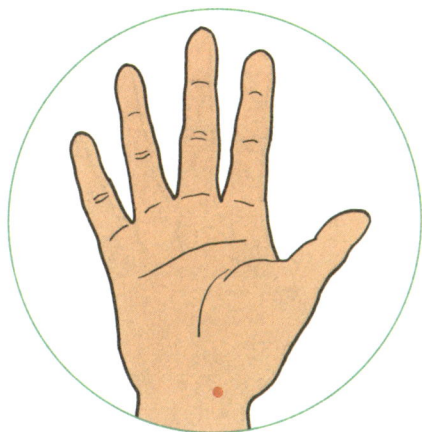
膝盖穴

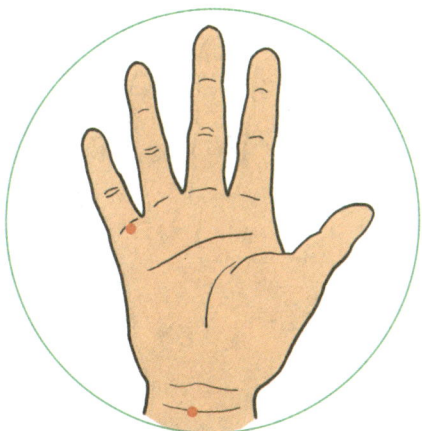
胸口反射区

73. 催眠穴

位于双手手掌腕两侧凹陷处。

主治：失眠、神经衰弱。

74. 三毛穴

位于双手手背拇指第一指节横纹线里侧，呈一长形病理反射点。

主治：小儿遗尿，兼治其他夜尿症。

75. 肩点穴

位于双手手背小指根下方，呈一椭圆形反射区。

主治：肩部疾病。

76. 生殖腺反射区

位于双手手背，腕横纹的中部，相当于大陵穴处。

主治：男性生殖系统疾病，如阳痿、早泄、性功能减退等症，对女性生殖系统疾病也有一定疗效。

77. 失眠穴

位于双手手背食指下方虎边穴外侧。

主治：失眠，可与其他治疗失眠、神经衰弱的手部穴位配伍，对失眠、神经衰弱、自主神经功能紊乱有较好疗效。

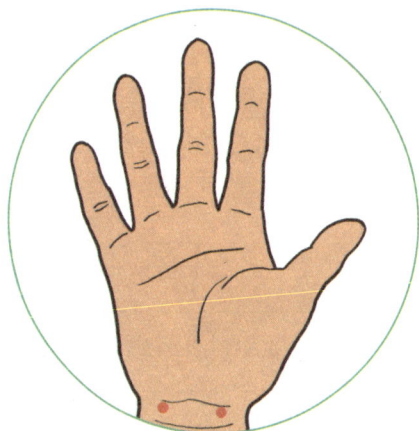

催眠穴

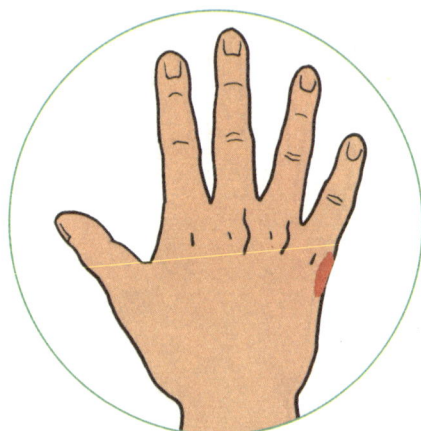

肩点穴

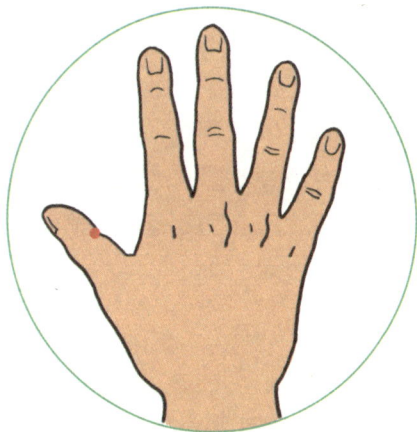

三毛穴

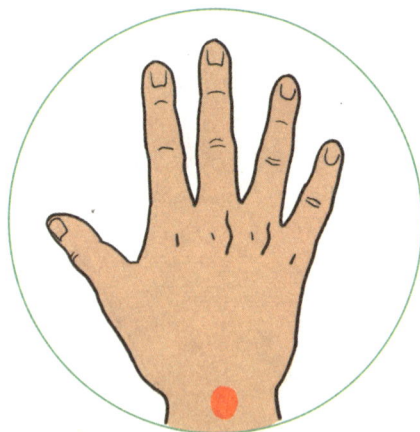

生殖腺反射区

名穴穴位按摩大全 彩图版

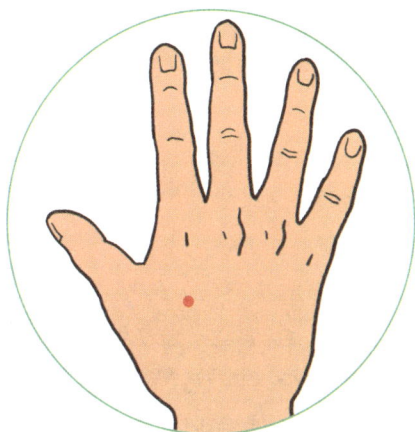

失眠穴

六、五指对应的经络

人体有 6 条经脉循行于手部，经脉的阴阳表里相互连接，因此通过检查手可以了解全身五脏六腑的健康状况。

拇指：肺经。

食指：大肠经。

中指：心包经。

无名指：三焦经。

小指：心经、小肠经。

七、五指对应的器官

1. 拇指

拇指对应心脏和肺，反映心脏和呼吸系统的疾病。心脏和呼吸系统不适的人，可以通过按摩拇指来调解。

按摩拇指可消除的主要病症：心脏疾病、过敏性皮炎、脱发、喉咙痛。

穴位按摩方法：先按摩左手。右手的拇指和食指按压左手拇指的两侧，感觉痛时再坚持 10 秒。

右手的食指和拇指分别上下夹住左手的拇指，用力按压，坚持 3 秒。

换右手按摩，方法相同。

2. 食指

食指对应人的胃、肠等消化器官，反映消化系统的疾病，拇指下方的大鱼际反映消化功能的盛衰。通过对食指自主神经的调节，可以改变便秘、肠胃虚弱、食欲不振等症状。

按摩食指可消除的主要病症：便秘、食欲不振、胃痛、慢性胃炎。

穴位按摩方法：先按摩左手。右手的拇指和食指按压左手食指的两侧，感觉痛时再坚持 10 秒。

右手的食指和拇指分别上下夹住左手的食指，用力按压，坚持 3 秒。

换右手按摩，方法相同。

3. 中指

中指对应五官、肝脏，反映循环系统、内分泌系统的疾病。通过中指的按摩可以改变疲倦和五官的不适。

按摩中指可消除的主要病症：肝脏疾病、疲劳、食欲旺盛、耳鸣、头晕。

穴位按摩方法：先按摩左手。右手的拇指和食指按压左手中指的两侧，感觉痛时再坚持 10 秒。

右手的食指和拇指分别上下夹住左手的中指，用力按压，坚持 3 秒。

换右手按摩，方法相同。

4. 无名指

无名指对应肺和呼吸系统，反映神经系统、呼吸系统的疾病。无名指是五指中唯一和交感神经有关联的手指。按摩无名指可以缓解呼吸系统的问题。

按摩无名指可消除的主要病症：感冒、咽喉疼痛、头痛、尿频、汗多、不孕。

穴位按摩方法：先按摩左手。右手的拇指和食指按压左手无名指的两侧，感觉痛时再坚持 10 秒。

右手的食指和拇指分别上下夹住左手的无名指，用力按压，坚持 3 秒。

换右手按摩，方法相同。

5. 小指

小指对应肾脏、循环系统，反映循环系统、泌尿生殖系统的疾病。小

指下方的小鱼际反映肾气的盛衰。通过按摩小指可改善女性妇科疾病、身体寒冷等。

按摩小指可消除的主要病症：肩痛、腰痛、生理痛、生理期不顺、视疲劳、肥胖、失眠。

穴位按摩方法：先按摩左手。右手的拇指和食指按压左手小指的两侧，感觉痛时再坚持 10 秒。

右手的食指和拇指分别上下夹住左手的小指，用力按压，坚持 3 秒。

换右手按摩，方法相同。

八、手掌的望诊

手就像一面镜子可以随时看，可以及时发现自身的健康问题。观察手的气、色、形的变化也可以及时了解内脏情况，发现问题，及时治疗。

指甲是手掌望诊中的一个重要环节，人五脏的变化会相应地反映到指甲上来。平时只要注意观察指甲上的微妙变化，即可预测一个人的健康状况。从指甲上知道健康状况好坏，关键是看指甲的颜色及形状。

1. 望甲半月

甲半月是指甲根部发白的半月形

经络穴位按摩大全　彩图版

部分，又叫甲白、健康圈。身体健康的人甲半月的大小适中，光泽丰满。甲半月较小或消失的人一般消化功能差一些，身体相对较弱。

（1）甲半月的颜色

乳白色：表示正常，这类人精力强壮，体质好，身心健康。

灰色：表示精力弱，容易贫血，疲倦乏力。

粉红色：表示脏腑功能下降，体力消耗过大，容易引起糖尿病、甲状腺功能亢进等病症。

紫色：表示血液循环不良，供血、供氧不足，易头晕、头痛、动脉硬化。

黑色：多见于严重的心脏病、肿瘤或长期服药引起药物中毒。

（2）甲半月的颜色与五指

拇指甲半月呈粉红色时，表示胰脏功能不良，容易感冒、反复感冒、疲劳，严重时易患糖尿病。

食指甲半月呈粉红色时，表示胃、大肠的循环不良，食欲自然减退。

中指甲半月呈粉红色时，表示精神过度紧张，易头晕、头痛、思路不清、脑涨、失眠、多梦。

无名指甲半月呈粉红色时，表示运行于无名指的三焦经发生异常，易体质下降、阴阳失调，人容易有种说不出的不舒服感，女性会得月经不调等妇科病。

小指甲半月，小指一般很难长出甲半月，出现时，多为热症；呈粉红色时，提示易患严重的心脏病。

（3）甲半月的数量和面积

最佳：双手有 8 ~ 10 个为最佳。

最好：面积占指甲 1/5 为最好。

面积小于 1/5：甲半月面积小于指甲 1/5，表示精力不足，肠胃吸收能力差。如甲半月突然晦暗、缩小、消失，往往患有消耗性疾病、肿瘤、出血等。夜生活、性生活过多，甲半月也会消失，也很难长出来。

面积大于 1/5：多为心肌肥大，易患心脑血管、高血压、脑卒中等疾病。

2. 望指甲的其他部分

健康的手指甲：以粉红色、有光泽、厚薄适中、软硬适度、不易折断、表面光滑、甲半月呈白色为佳。

不健康的手指：甲半月以外的其他部分色泽发暗，且有多条竖线分布。这是体内水分不足的体现，并且该指甲相对应的体内组织虚弱。

甲半月以外的其他部分色泽发暗，且凸凹不平，有多条横线分布。这是贫血以及营养不良的体现，或者数月前有身体不调的问题。

甲半月与其之外的交汇处呈现紫色。这是血液循环不畅的体现。

九、自我按压五指找病症

五指的指尖各有经穴，而且分别与内脏有密切的关系，通过按压五指，可自我检测病症。如果有指尖感到特别疼痛，表示与此经穴相关的内脏有某种毛病。

1. 方法

将指甲根部捏住，然后用力压并转动，从小指开始一个一个地做。

2. 小指痛

小指痛是指心脏或小肠有毛病。靠无名指一侧的小指指尖有少冲穴，另一侧有少泽穴。少冲穴与心脏有密切关系，所以心脏病发作时，用力按压小指指尖，可使发作缓和些。少泽穴是小肠的经穴，小肠情况不佳时可用力按压此指尖。

3. 无名指痛

可能是喉痛或头痛。在无名指的三焦经上有一个关冲穴，感冒发烧时揉此部位即可。

4. 中指疼痛

中指上有一个中冲穴，位于包围心脏的心包经上，疾病不适使心脏受不了时，这里会感到疼痛。

5. 食指疼痛

食指上有大肠经上的商阳穴。有便秘现象而压这个手指深感疼痛者，大肠很可能有问题。

6. 拇指疼痛

拇指中的少商穴与肺息息相关。如肺有疾患，按压这个部位，人会疼得跳起来。

十、人体常见病手部按摩疗法

1. 循环系统

（1）高血压

高血压是一种以动脉血压升高，尤其是舒张压持续升高为症状的全身性慢性血管疾病，主要与中枢神经系统和内分泌液体调节功能紊乱有关，同时也与年龄、职业、环境、肥胖等因素有关。中医认为主要是肝肾阴阳失调所致。

主要穴位：腕骨穴、血压反射区、落零五、心包区、合谷穴、阳溪穴。

穴位按摩方法：用力按压，每次3～5分钟，每日2次。血压升高时按摩以上穴位，血压很快就会下降。每日坚持治疗，血压会逐渐下降。

（2）低血压

通常收缩压在90毫米汞柱以下，舒张压低于60毫米汞柱，便为低血压。低血压往往血管收缩力差，血流不畅。因此，血液不能流到毛细血管的每个角落，导致以心脏为主的血液循环系统功能不良，从而出现低血压的症状：站起来时眼前发黑、手脚冰凉、耳鸣等。

选用按摩穴位时，首先选择与心脏关系密切的心经、心包经及与心包经关系很密切的三焦经上的穴位。另外，还可加取手心的心包区和手背的血压反射区，这两个区带也是治疗低血压的敏感区。

主要穴位：血压反射区、中渚穴、神门穴、大陵穴、心包区、阳池穴。

穴位按摩方法：用手指用力揉按及捏掐3分钟，每日早、晚各1次。

2. 消化系统

（1）便秘

便秘是食物滞留肠中，其中的水分被过多吸收而引起的。慢性便秘是非常让人苦恼的事情。你可以采用穴位按摩来解决你的烦恼。用力撑五指，也许会感到中指和食指间胀痛，胀痛部位是第二二间穴，就是反映了便秘的症状。

主要穴位：第二二间穴、神门穴、大肠穴。

穴位按摩方法：按压第二二间穴，能促进通便。在按压揉搓该穴的同时，加揉食指的大肠穴和手腕的神门穴，即使是顽固的便秘，也能很快治愈。

（2）腹泻

通常腹泻是因为胃肠消化功能不良，吃下的食物在肠内发酵所致。因此，欲止住腹泻，必须很好地提高肠胃的消化吸收功能。

下痢点是特效穴中的特效穴。此外，食指的大肠穴、小指的肾穴、手背的外劳宫、手掌的健理三针区等对治疗腹泻也很有效。

主要穴位：外劳宫、下痢点、大肠穴、健理三针区、肾穴。

穴位按摩方法：用手指用力按压这些穴位5分钟，便意便会立即消失。出现严重腹泻时，按摩这些穴位，症状也会减轻。

（3）消化不良

胃具有消化食物的功能，由于各种因素的影响，胃功能很容易衰弱，引起消化不良。按摩穴位治疗消化不良的区带是手心稍下的健理三针区，因为该区是提高以胃为主的各种内脏功能的特效区带，如给予充分的按摩，一定会提高胃的消化能力和整个内脏的功能，再加刺食指根部附近的三间穴、食指第一关节掌侧的大肠穴以及合谷穴，胃的消化功能就会不断提高。

主要穴位：三间穴、健理三针区、合谷穴、大肠穴。

穴位按摩方法：手法是用力按压，每次3~5分钟，每日2次。也可用艾灸，每日2~3次。

（4）胃痛和胃溃疡

吃了太凉、变质和不好消化的食物，或过饱、过饮时，第二天肚子会发胀、恶心，同时出现胃痛，严重时甚至发生休克，这是胃痉挛的症状。当突发胃痛或胃痉挛时，为了止痛，最好采用穴位治疗。治胃痛最好的穴位是手心稍下方的胃肠点，它与胃和肠有密切的关系。如按摩此穴可以抑制胃肠功能，具有止痛的效果。治疗胃溃疡的穴位：胃肠点，手背的胸腹区，食指上的前头点穴，中指的中魁穴。

主要穴位：胃肠点、落零五、胸腹区、中魁穴、前头点穴。

穴位按摩方法：每日按摩这些穴位7~14次，能抑制胃酸分泌，胃痛会渐渐好转。

（5）痔疮

治疗痔疮的要点，是提高肛门括约肌的收缩能力，以促进血运，防止静脉血液滞流。可按摩会阴点。除会阴点外，手背上的合谷穴和手掌侧食指第一关节的大肠穴也是治疗痔疮的好穴位。

主要穴位：大肠穴、会阴点。

穴位按摩方法：用手指按压这些穴位各5分钟，效果很好。

（6）胃灼热

胃灼热是因为胃酸分泌异常，特别是胃酸分泌过多造成的。胃酸逆流上行到食管，所以才感到食管附近疼痛。治疗胃灼热的有效穴位是手背中央的胸腹区和中指第二关节背侧的中魁穴，还有手掌下的胃肠点。

主要穴位：中魁穴、胸腹区、胃肠点。

穴位按摩方法：每日用力按压这几个穴位或揉搓区带7~10次，再配以艾灸，效果会更好。

（7）恶心

吃了变质不洁的食物或没熟透的水果，以及因机体疲劳、精神紧张等原因引起的恶心和呕吐，应按摩提高胃肠功能和促进消化吸收的穴位，这些穴位都在食指上。

主要穴位：肝穴、大肠穴、商阳穴、神门穴。

穴位按摩方法：及时揉捏各穴位10分钟，就会缓解呕吐。

3. 呼吸系统

（1）感冒

不仅在寒冷的冬季，在其他季节也容易感冒。感冒会引起支气管炎、肺炎、肾炎，甚至引起心脏病等。

在感冒初期，可按摩位于食指的二间穴、手掌的鱼际区、手腕的太渊穴。另外，鱼际区也称胸腔呼吸区，是专治感冒、哮喘等呼吸系统疾病的区带。加刺食指的大肠穴及商阳穴、无名指的肺穴、小指的前谷穴、手腕的阳池穴可有效防治感冒。

主要穴位：前谷穴、二间穴、商阳穴、阳池穴、大肠穴、鱼际区、太渊穴、肺穴。

穴位按摩方法：用手指指端和指甲反复用力按摩上述穴位和区带。每次按摩3～5分钟。

（2）哮喘

患哮喘的人很是痛苦。手上有许多治疗哮喘的有效穴位。哮喘点位于食指和中指分岔处的手掌上，是治疗哮喘最为有效的穴位。哮喘发作时，应首选按摩此穴。另外，按摩鱼际区也有预防哮喘发作的作用。

主要穴位：肺穴、哮喘点、三间穴、鱼际区。

穴位按摩方法：按摩这些穴位和区带，每次按摩3～5分钟。艾灸这些穴位也可有效治疗哮喘。

4. 内分泌代谢系统

（1）肥胖

除了遗传及疾病因素引起的肥胖以外，单纯的肥胖都可以通过按摩穴位来解决。所以我们可以按摩手掌的胃—脾—大肠区和手背的胸腹区，这样的按摩可以抑制胃肠功能，抑制食欲。

主要穴位：胃—脾—大肠区、胸腹区。

穴位按摩方法：饭前半个小时，用拇指指甲强按摩这些反射区12次即可。

（2）更年期综合征

对于女性来说，更年期是人生必经的一个生理过程，更年期综合征是由于自主神经紊乱和激素平衡失调造成的。

治疗的要点：一是促进激素分泌，提高生殖器官功能；二是消除心中疑虑。提高生殖功能可按摩小指第一关节掌侧的肾穴，加刺位于肾之下的命门穴及手掌小指侧的生殖区。

主要穴位：阳池穴、心包区、肾穴、命门穴、生殖区。

穴位按摩方法：每日按摩对应穴位和区带 8 ～ 10 次，可减轻更年期综合征的数种症状。

5. 神经系统

（1）失眠

失眠的人想尽一切办法想睡好，但总也睡不好。穴位按摩是治疗失眠有效的方法。失眠的原因多为紧张，所以治疗失眠的要点就在于消除紧张。手掌中央的心包区和手掌区，为治疗因紧张所致的失眠非常有效的区带。按摩位于中指指甲边缘上的中冲穴也同样有效。

主要穴位：手掌区、中冲穴、心包区。

穴位按摩方法：用一手的拇指按揉心包区和手掌区 3 分钟，再用拇指和食指掐中冲穴 3 分钟。

（2）头痛

头痛通常是因为脑血管瘀血、二氧化碳积聚引起的。如果脑的血液循环好转，头痛自然会消失。治疗头痛的穴位是中指第一关节处的心穴和手腕中央的大陵穴。

主要穴位：心穴、大陵穴。

穴位按摩方法：反复按摩这 2 个穴位几次，头痛就会消失。

（3）自主神经功能紊乱

自主神经功能紊乱是精神、身体的疲劳引起自主神经功能失调所致。通常有头痛、头晕、疲劳、失眠、便秘、腹泻、食欲不振、气短、手足发凉等症状。穴位按摩常能有效改善以上症状。

主要穴位：少府穴、手心穴、神门穴、大陵穴、太渊穴、虎边穴、少商穴、心穴、关冲穴、中渚穴、阳池穴、阳溪穴。

穴位按摩方法：用按压、揉掐等方法按摩以上穴位。

（4）晕车

晕车的人，多因胃肠功能不好，中耳的 3 个半规管平衡作用不良。如果恶心、呕吐，可以按摩关冲穴、神门穴和手心区带。关冲穴是通耳经络上的穴位。

主要穴位：神门穴、手心穴、关冲穴。

穴位按摩方法：用手缓慢地长时间按压上述穴位，每穴按压 5 分钟。

6. 运动系统

（1）风湿性关节炎

风湿性关节炎的初期是小关节

痛，随着病情的发展，便会出现大关节痛。一旦出现关节僵硬、活动不便、手脚不听使唤的症状，就成了慢性关节炎，治愈相当困难。

治疗风湿性关节炎，必须先促进全身血液循环，调整激素平衡，应该按摩五指指尖的少商穴、商阳穴、中冲穴、关冲穴、少冲穴、少泽穴以及手指指岔处的4个八邪。

主要穴位：神门穴、少商穴、大陵穴、少泽穴、中冲穴、关冲穴、商阳穴、少冲穴、阳池穴、八邪、虎金寸。

按摩方法：仔细揉搓指尖和指岔5～10分钟，每日2次，可促进相关内脏的血液循环，加速关节和末端血液回流。

（2）落枕

落枕是因睡觉姿势不良引起颈部肌肉疼痛。落枕时间久了，颈部肌肉和肌腱会硬化，从而丧失功能。因落枕脖子不能转动时，可按摩颈项穴和落枕穴。颈咽区对治疗像落枕一样的颈部酸痛，有奇特疗效。重度落枕时，从脖子到肩部一带硬硬的，只要一歪头，就阵阵作痛，疼痛难忍。

主要穴位：肺穴、肝穴、少泽穴、落枕穴、颈项穴、颈咽区。

穴位按摩方法：在按压颈项穴和落枕穴的基础上，再配合按摩少泽穴、肺穴和肝穴。手法一定要重，这样才

会有效。每次按压5分钟。

（3）肩周炎

肩不能上抬，不能旋转，活动勉强，从肩到腕疼痛难忍。气温下降明显时，疼痛会加剧。治疗肩周炎有效的手掌穴位有9个。其中最有效的是手背上无名指和小指分岔处的液门穴，还有手掌侧腕部的太渊穴、大陵穴、神门穴，它们分别属于肺经、心包经和心经。按摩这4个穴位，可消除肩周血运障碍。

主要穴位：液门穴、太渊穴、大陵穴、神门穴。

穴位按摩方法：用拇指按揉每穴2～3分钟，每日3～5次。

7. 生殖系统

阳痿

阳痿的原因是命门气衰，按摩小指第二关节掌侧的命门穴，有利于恢复生殖器官功能。在此基础上，再加刺小指第一关节掌侧的肾穴和无名指第二关节掌侧的肝穴，疗效会更佳。

另外，治疗阳痿的特效穴位是手腕掌侧的地神穴。

主要穴位：地神穴、命门穴、肝穴、肾穴。

穴位按摩方法：按摩以上穴位，每日睡前按摩8～12次。

8. 五官

（1）鼻窦炎

鼻窦炎是因鼻子深部的鼻旁窦黏膜病变所致，症状为鼻旁窦产生大量分泌物，引起鼻塞、呼吸不畅。最有效的治疗部位是大鱼际的胃—脾—大肠区和拇指与食指背侧的合谷穴。

主要穴位：鼻痛点、胃—脾—大肠区、合谷穴。

穴位按摩方法：每次用力按摩这些穴位和反射区3分钟，每日2次。

（2）牙痛

许多人都有过牙痛的经历，龋齿突然痛起来，可吃止痛药或用冰冷敷。如果手边没有的话，可以按摩手穴来止痛或缓解。

主要穴位：肾穴、合谷穴、肝穴、齿痛点。

穴位按摩方法：牙髓炎，用手掌掌侧小指第一关节肾穴治疗，用牙签尖部刺肾穴直到刺红，疼痛会有所减轻；牙龈痛，手背侧拇指和食指根部的合谷穴是特效穴，还有手掌上的齿痛点，此穴位在中指和无名指根部，感情线之上。按摩方法同上。

（3）粉刺

粉刺是青春期的象征。青春期是人生第二个成长期，此时激素分泌旺盛，位于皮下的皮脂腺功能活跃，皮肤多呈油性，容易长粉刺。

主要穴位：神门穴、大陵穴、第二二间穴、合谷穴、胃—脾—大肠区。

穴位按摩方法：每日多洗几次脸，再反复按摩合谷穴，可防止发生粉刺。另外，每日早、晚按摩上述穴位和反射区7～15次，可按摩胃肠等消化器官，排泄体内混浊之物，有助于消除便秘引起的粉刺。

（4）假性近视

假性近视并非先天性的，而是用眼过度引起的一时的视力降低。假性近视只要早治，完全能恢复到原来的视力。治疗假性近视的有效穴位：无名指第二关节的肝穴、手掌中央的劳宫穴、拇指与食指间的合谷穴、手背小指侧的腕骨穴，还有食指与小指第一关节的二明穴。

主要穴位：腕骨穴、劳宫穴、肝穴、合谷穴、二明穴。

穴位按摩方法：揉捏这些穴位，每日1次，每次揉捏3～6分钟。

（5）老花眼

人从40岁开始，视力迅速下降。所谓的"老眼昏花"中的眼花就是指老花眼，这是不可避免的衰老现象。但如果恰到好处地按压对应穴位，就能推迟老花眼出现的时间，对于已发生的老花眼，还可延缓它的发展。

主要穴位：养老穴、眼点穴、肝穴。

穴位按摩方法：用手指按压上述穴位即可。如果早、晚艾灸8～9次，效果更佳。

9.19 个手部特效穴位

以下列出各特效穴位所能缓解的病症名称，但是不能根治。

劳宫：位于手掌心，在第二、三掌骨之间偏于第三掌骨，握拳曲指时中指尖处。左、右各一。

主治：困倦、高烧、中暑、脑梗死导致的昏迷，心情烦躁，食欲不振、恶心、肚胀，口腔炎、口臭，手颤抖、多汗、手指麻痹。

大陵：位于手掌侧腕关节第一横纹正中，两筋（掌长肌腱与桡侧腕屈肌腱）之间。左、右各一。

主治：心悸、失眠、不安、郁闷、胃痛、恶心、手腕疼痛、腕部湿疹、过敏性皮炎。

神门：握拳后找到纵向的最外的小指方向的筋，筋的内侧延长线与手腕处最粗的横纹的交叉处。左、右各一。

主治：失眠、压力过大、健忘、烦躁不安、无精打采、头痛、眩晕、心悸、胃痛、黄疸、吐血，由肝、胆的疾患导致的腹痛，头晕、心因性失语症、打嗝、喉头感觉异常。

列缺：两手虎口相交叉，食指指尖所指筋骨凹陷处。左、右各一。

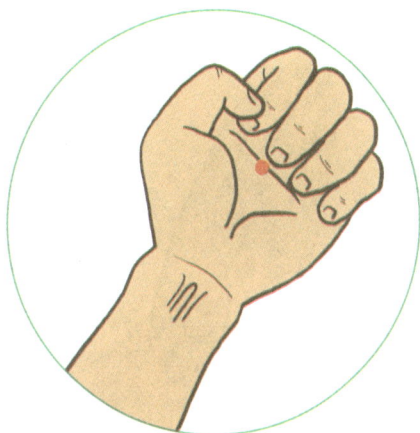

劳宫

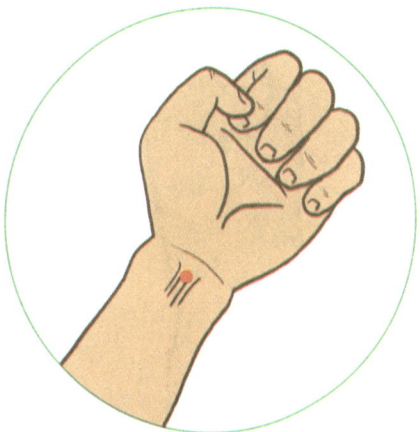

大陵

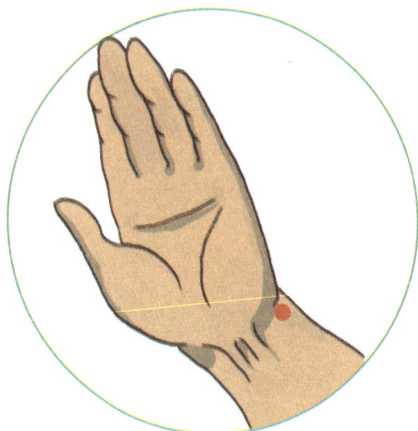
神门

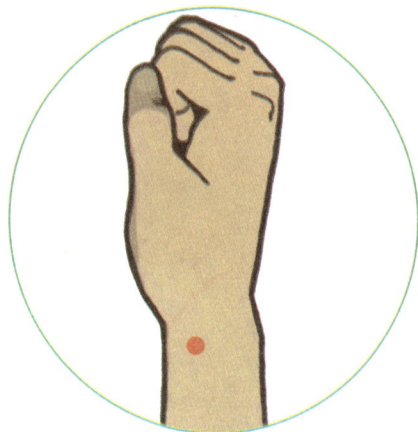
列缺

主治：多毛、皮肤干燥、粗糙、过敏性皮炎、面疮、感冒、慢性气管炎、咳嗽、痰、花粉过敏、过敏性鼻炎、喷嚏、流涕、鼻塞、脸部神经性麻痹、半身不遂、下齿痛、喉咙痛、打嗝。

内关：在前臂掌侧，位于手腕最粗的横纹中央向肘部三横指处（2寸），掌长肌腱与桡侧腕屈肌腱之间。左、右各一。

主治：心情烦躁、不安、失眠、郁闷、恐高症、恐尖症等精神症状、心悸、胸部疼痛、胃痛、腹痛、腹泻、恶心、醉酒、打嗝、眩晕、气喘、瘫痪、疲劳。

孔最：在前臂掌面桡侧（拇指一侧），当尺泽与太渊连线上，腕横纹上7寸。左、右各一。

主治：面疮、脱发、多毛、皮肤粗糙、过敏性皮炎、各种痔、花粉过敏、过敏性鼻炎、喷嚏、流涕、鼻塞、咳嗽、咳痰、支气管炎、肺炎、发烧、头痛、喉咙疼痛等感冒症状。

少商：位于拇指末节外侧，指甲对角线延长0.1寸处。左、右各一。

主治：感冒、发烧、喉咙痛、咳嗽、气喘、昏迷、中暑、打嗝、流鼻血、耳下腺炎、小儿消化不良。

合谷：用一只手的拇指第一个关节横纹正对另一只手的虎口边，拇指屈曲按下，指尖所指处即是。左、右各一。

主治：头痛、牙痛、喉咙痛、三

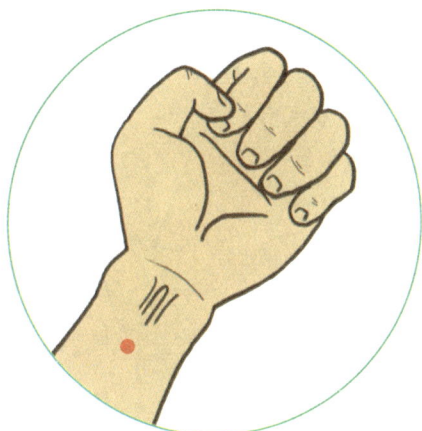

内关

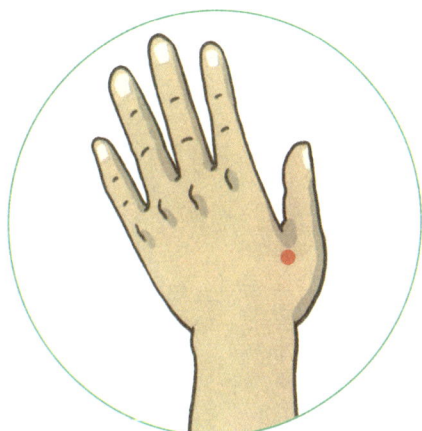

合谷

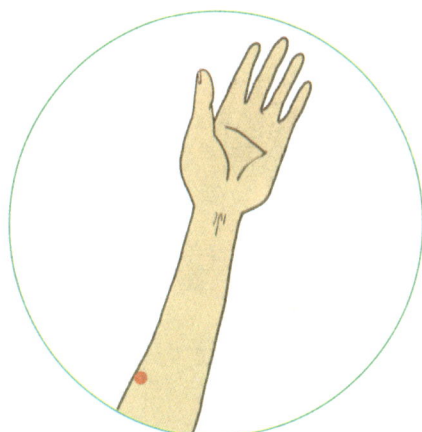

孔最

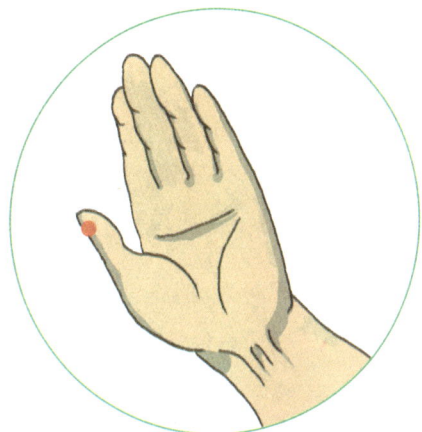

少商

叉神经痛、视疲劳、近视、白内障、青光眼、耳鸣、耳背、中耳炎、感冒、耳下腺炎、中暑、失眠、不安、郁闷、健忘等精神类疾病、头晕、高血压、更年期综合征、口臭、面疮。

全息律穴位群：位于食指指根到食指指骨与拇指指骨相交处为止的食指指骨内侧（拇指侧）。左、右各一。

主治：更年期综合征、自主神经功能紊乱、慢性疲劳症候群、糖尿病、高血压、高血脂。

外关：位于腕背最大横纹的中央向肘部三横指宽处。左、右各一。

主治：头痛、偏头痛、牙痛、关节痛、慢性腰痛、手足疲劳、肌肉痛、肩痛、四十肩、落枕、耳鸣、耳背、小便不尽、便秘。

少泽：位于小指指甲下缘外角向斜下方2毫米处。左、右各一。

主治：乳汁不足、乳腺炎，心悸、气喘等心脏病，不安、性情烦躁、失眠、喉咙痛、头痛、流鼻血、视疲劳、中耳炎。

手三里：曲肘时产生的横纹的一端（曲池）向手腕方向三横指处（即2寸）。左、右各一。

主治：便秘、食欲不振、腹部刺痛、溃疡性大肠炎等大肠疾病，肩痛、肩周炎、颈肩臂症，高血压、高血脂、糖尿病。

曲池：位于肘横纹外侧端，屈肘，尺泽与肱骨外上髁连线的中点处。左、

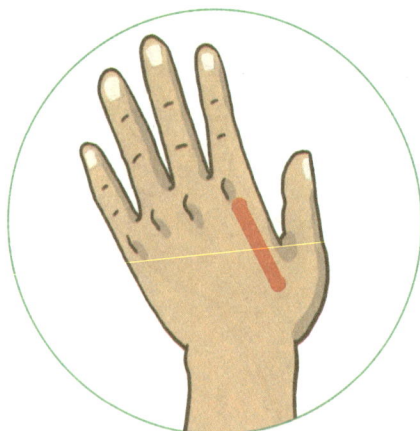

全息律穴位群

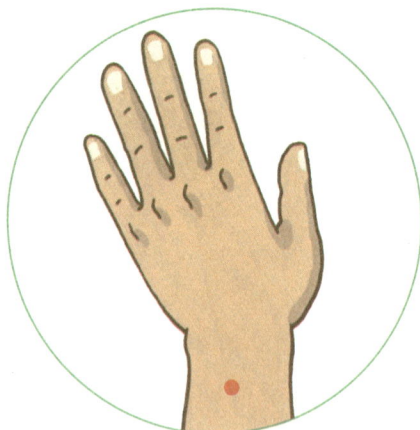

外关

经络穴位按摩大全 彩图版

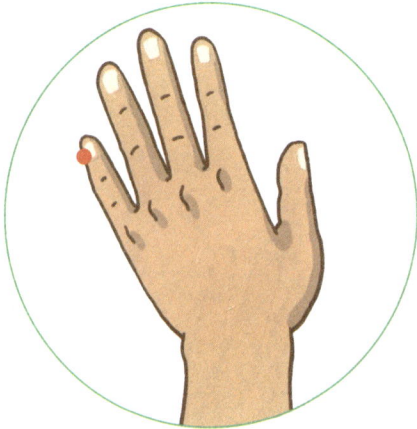

少泽

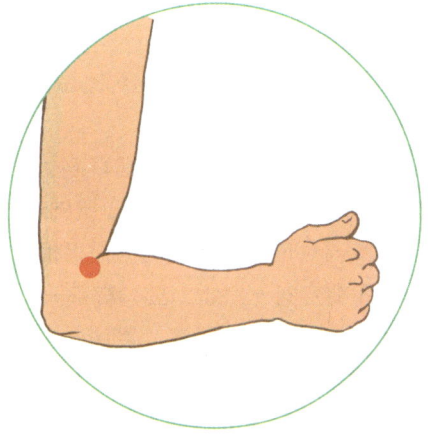

曲池

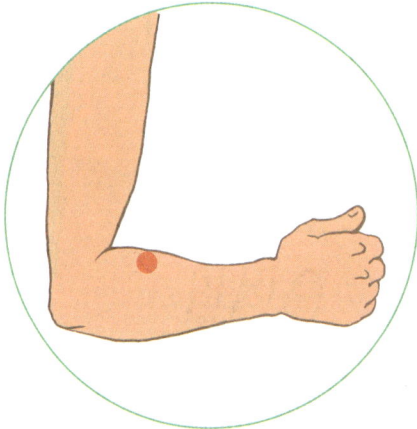

手三里

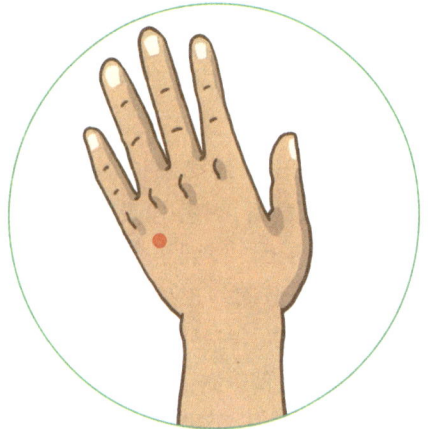

下都

右各一。

主治：肩痛、上肢疲劳、肩周炎、颈肩臂症、肥胖、高血压、高血脂、低血压、贫血、高烧、发热、体温低、受寒、过敏性皮炎、皮肤干燥、更年期综合征、脑梗死后遗症。

下都：位于无名指与小指指根之间。左、右各一。

主治：头痛、头晕、咽喉痛、牙龈痛、口腔内膜炎、胳膊疲劳、肌肉痛。

痛灵：位于无名指与中指指根之间向手臂方向一指处。左、右各一。

主治：头痛、牙痛、胃痛、胸部疼痛等。

落枕：用手指沿着中指和食指的交叉处向手腕方向移动，遇骨则止，此处为落枕穴点。按摩时应按压与疼痛处相反方向的手上的穴位。左、右各一。

主治：落枕、颈肩痛。

腰痛：在与疼痛部位相反方向的手上，从食指、中指以及无名指、小指之间向上，找到手指指骨的末端后按压，最痛的部位则为此次的腰痛穴点。左、右各一。

主治：腰部刺痛、各种急性腰痛。

中渚：位于手背部，掌指关节的后方，小指掌关节向手腕方向1寸，第四、第五掌骨间凹陷处。左、右各一。

主治：眩晕、头痛、耳鸣、耳背、咽喉痛、发烧、视力低下、胳膊、手指疼痛。

后溪：位于双手手背小指外侧第五掌指关节后缘，握拳时，在第五掌指关节后的手掌横纹处。左、右各一。

主治：视疲劳、耳鸣、耳背、落枕、盗汗、头痛、肩痛、手指疲劳、瘫痪，肝、胆引起的疾病。

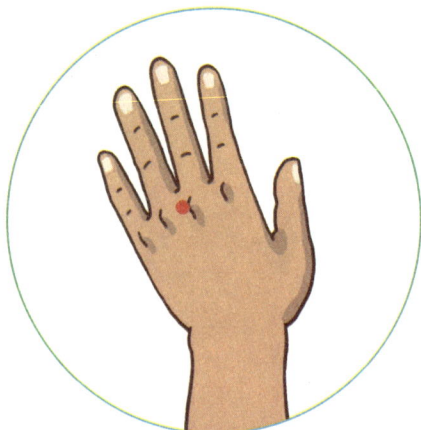

痛灵

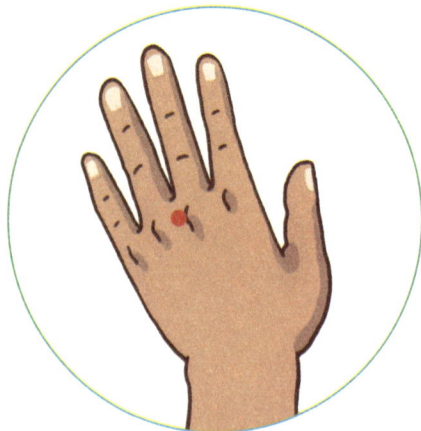

落枕

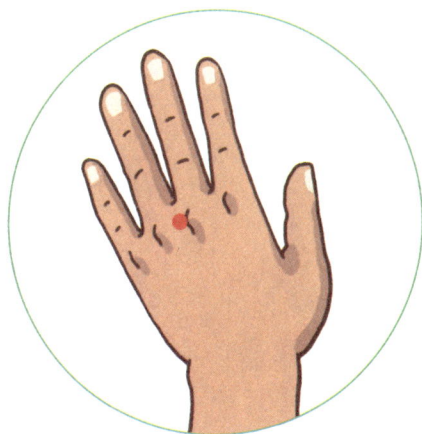

中渚

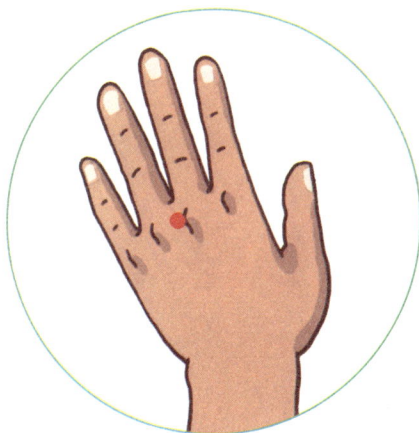

腰痛

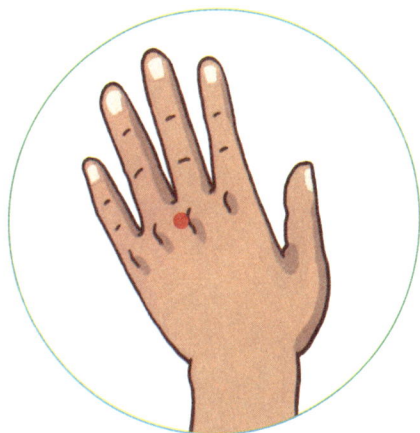

后溪

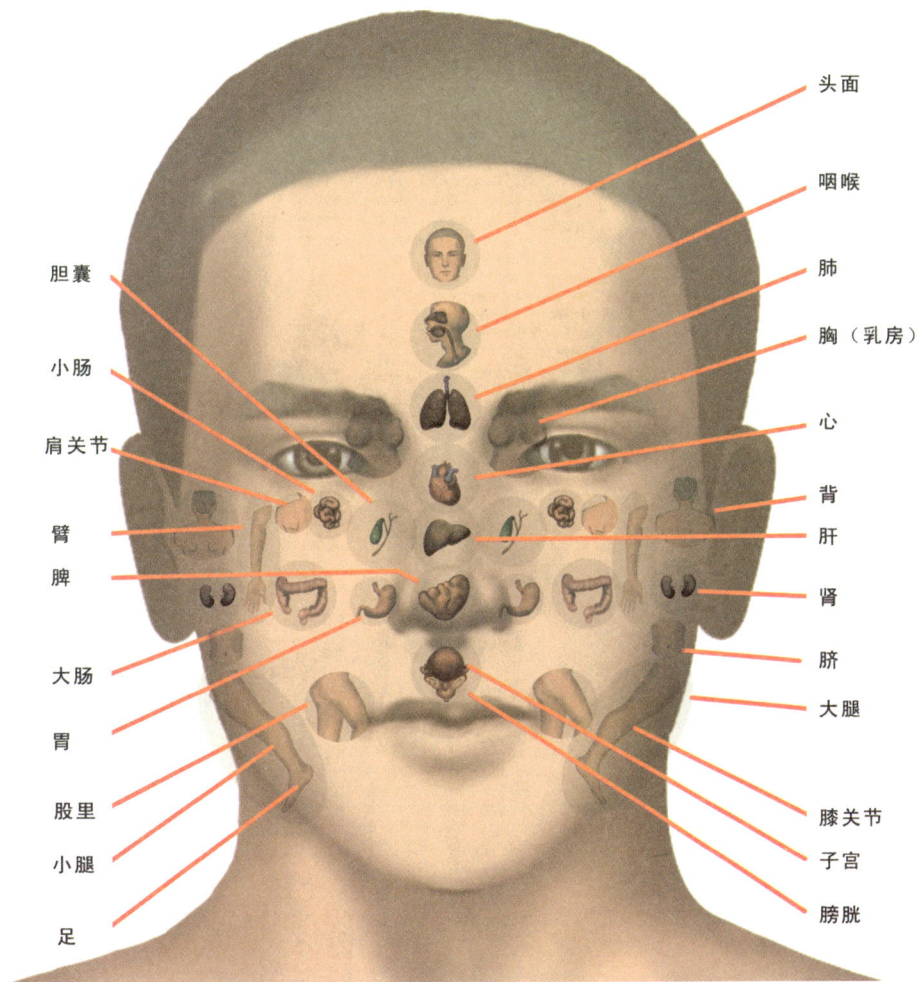

头面

咽喉

肺

胸（乳房）

心

背

肝

肾

脐

大腿

膝关节

子宫

膀胱

胆囊

小肠

肩关节

臂

脾

大肠

胃

股里

小腿

足

面部反射区示意图

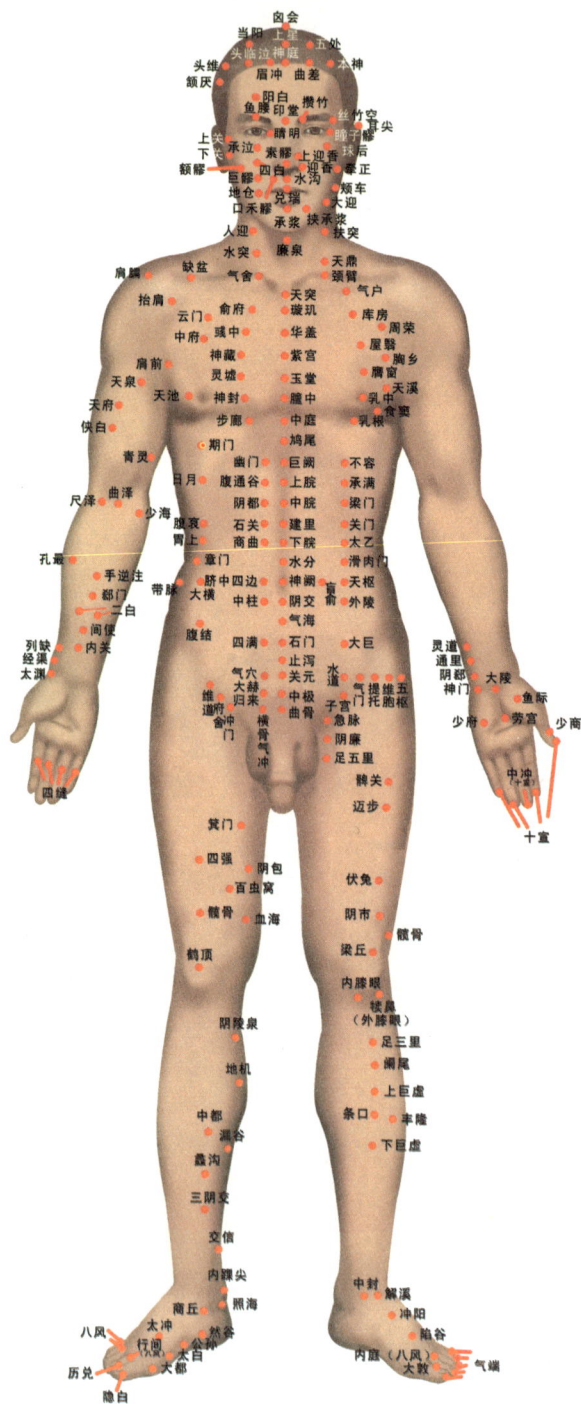

人体穴位正面示意图

人体穴位背面示意图

牙病反射区

大肠穴

肺穴

肝穴

肾穴

命门

肩颈反射区

眼穴

齿痛点

手掌区
肺反射区
输尿管反射区
肾

耳咽反射区

哮喘点

膀胱反射区

心悸点

鼻穴

手心穴

扁桃体反射区

多汗点

三焦区

胃肠点

胃

胸腔区

膝盖穴

神门穴

足腿区

催眠穴

胸口反射区

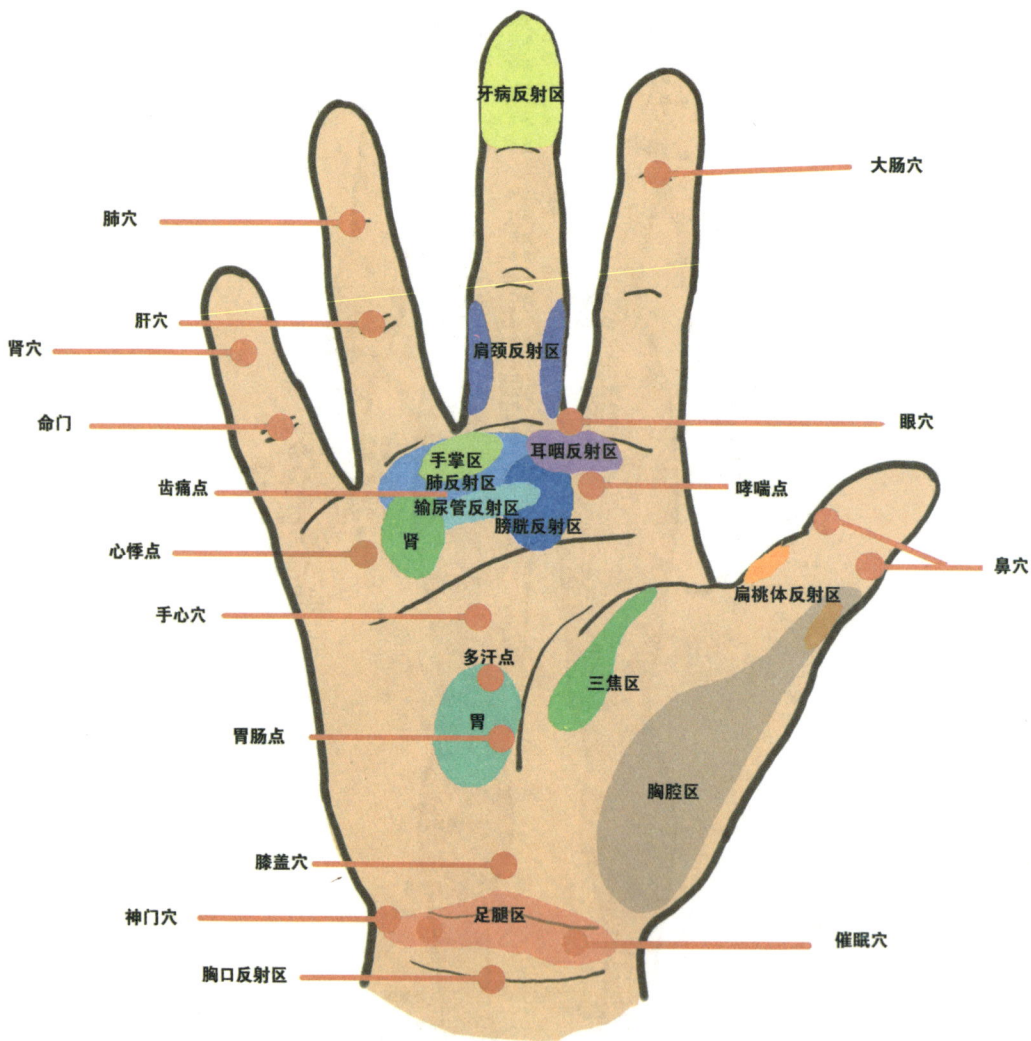

手部穴位正面示意图

经络穴位按摩大全 彩图版

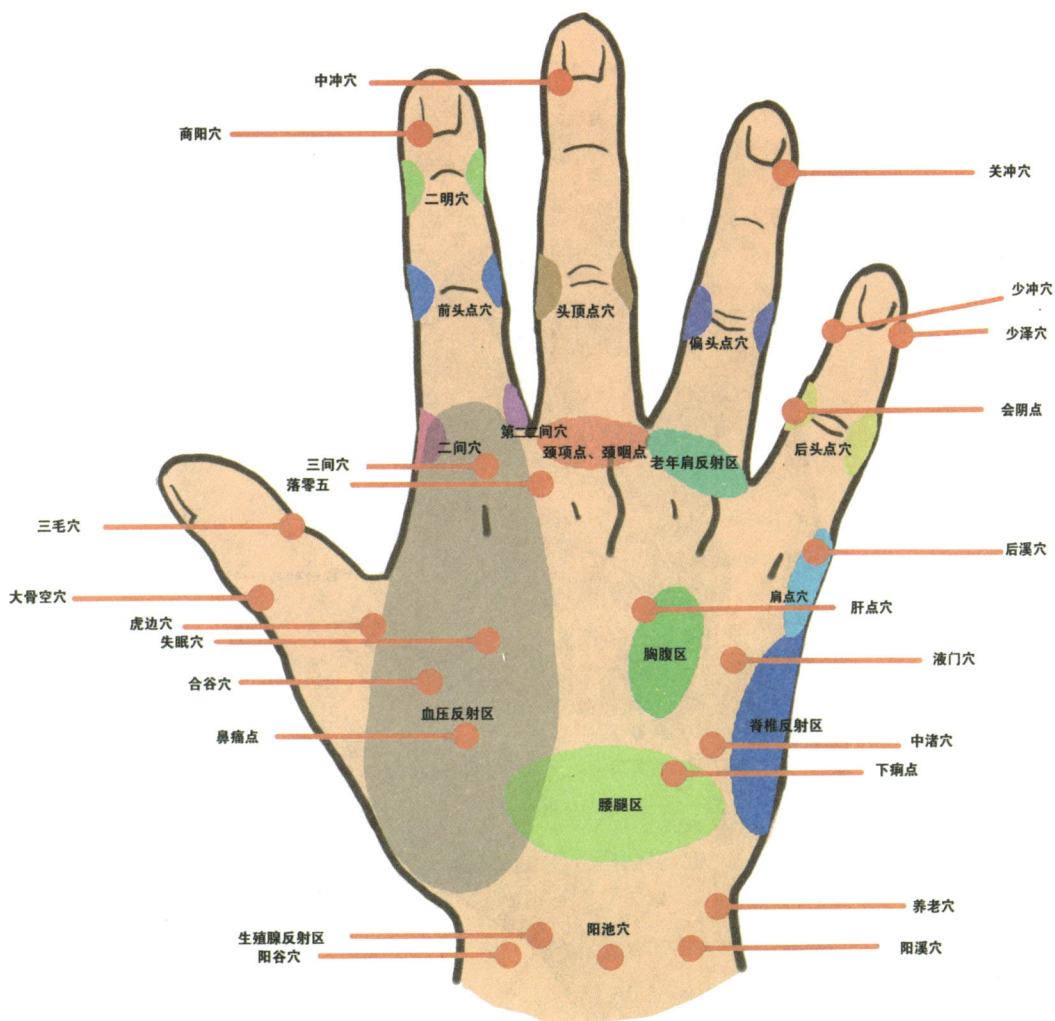

中冲穴

商阳穴

二明穴

前头点穴

头顶点穴

偏头点穴

关冲穴

少冲穴

少泽穴

会阴点

第二宫间穴

颈项点、颈咽点

二间穴

三间穴

落零五

三毛穴

大骨空穴

虎边穴

失眠穴

合谷穴

鼻痛点

血压反射区

老年肩反射区

后头点穴

后溪穴

肩点穴

肝点穴

胸腹区

液门穴

脊椎反射区

中渚穴

下痢点

腰腿区

养老穴

生殖腺反射区

阳谷穴

阳池穴

阳溪穴

手部穴位背面示意图

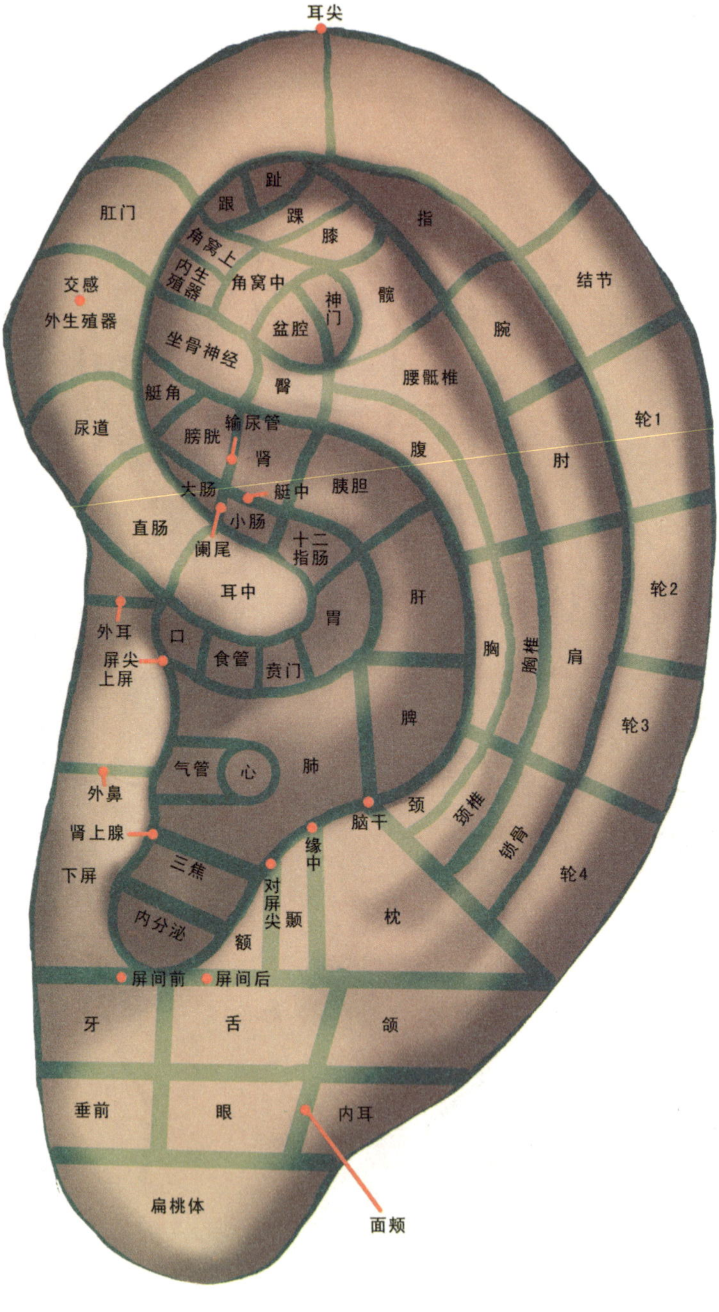

耳部反射区示意图

经络穴位按摩大全 彩图版

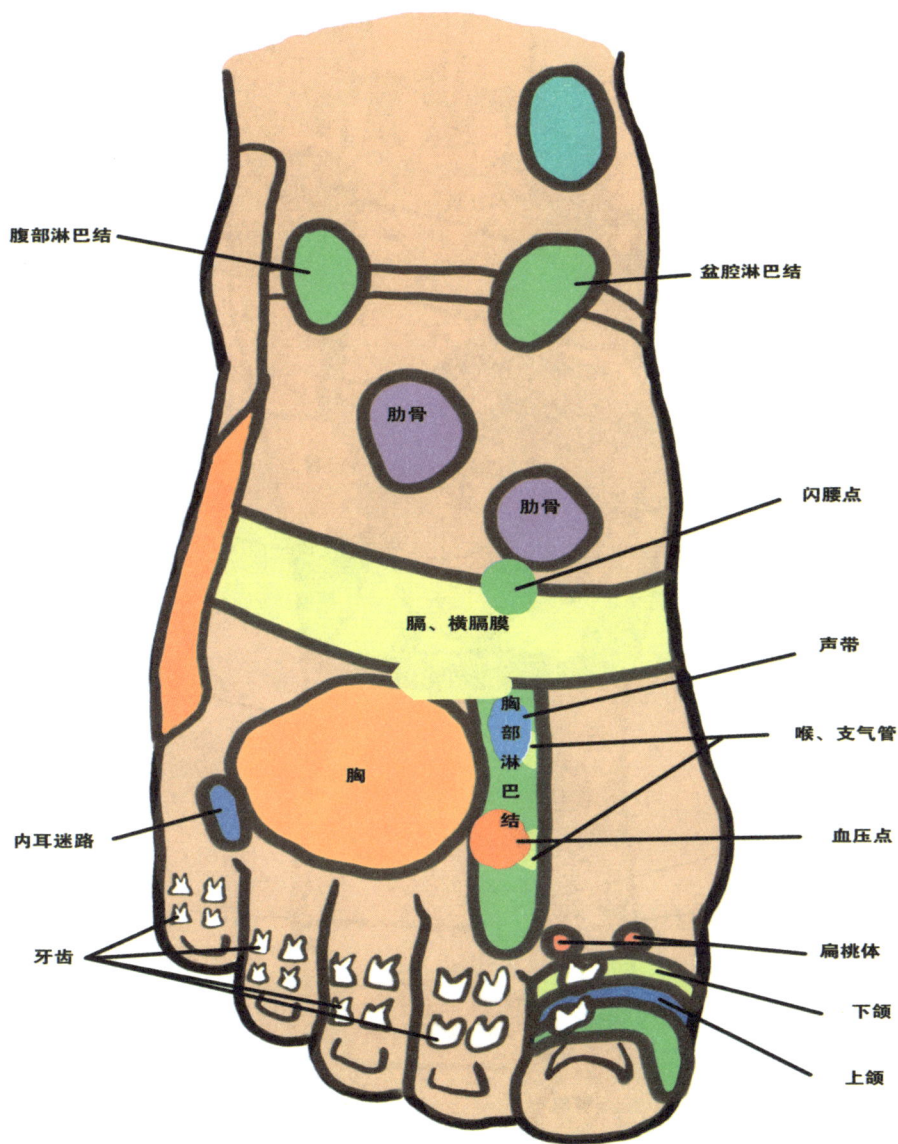

腹部淋巴结

盆腔淋巴结

肋骨

肋骨

闪腰点

膈、横膈膜

声带

喉、支气管

内耳迷路

胸

胸部淋巴结

血压点

牙齿

扁桃体

下颌

上颌

足背反射区示意图

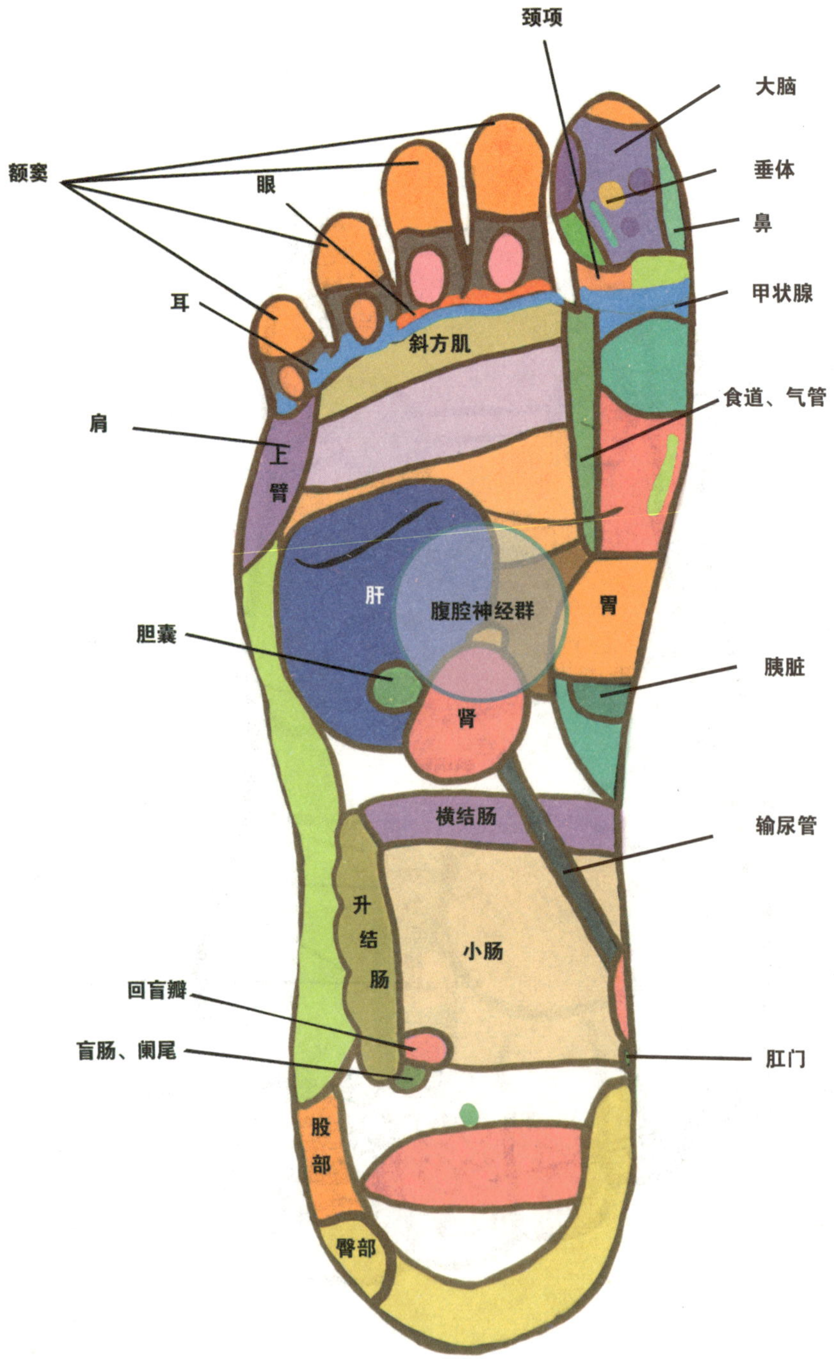

颈项

大脑

额窦

垂体

眼

鼻

甲状腺

耳

斜方肌

食道、气管

肩

上臂

肝

腹腔神经群

胃

胆囊

肾

胰脏

横结肠

升结肠

小肠

输尿管

回盲瓣

盲肠、阑尾

肛门

股部

臀部

足底反射区示意图之一

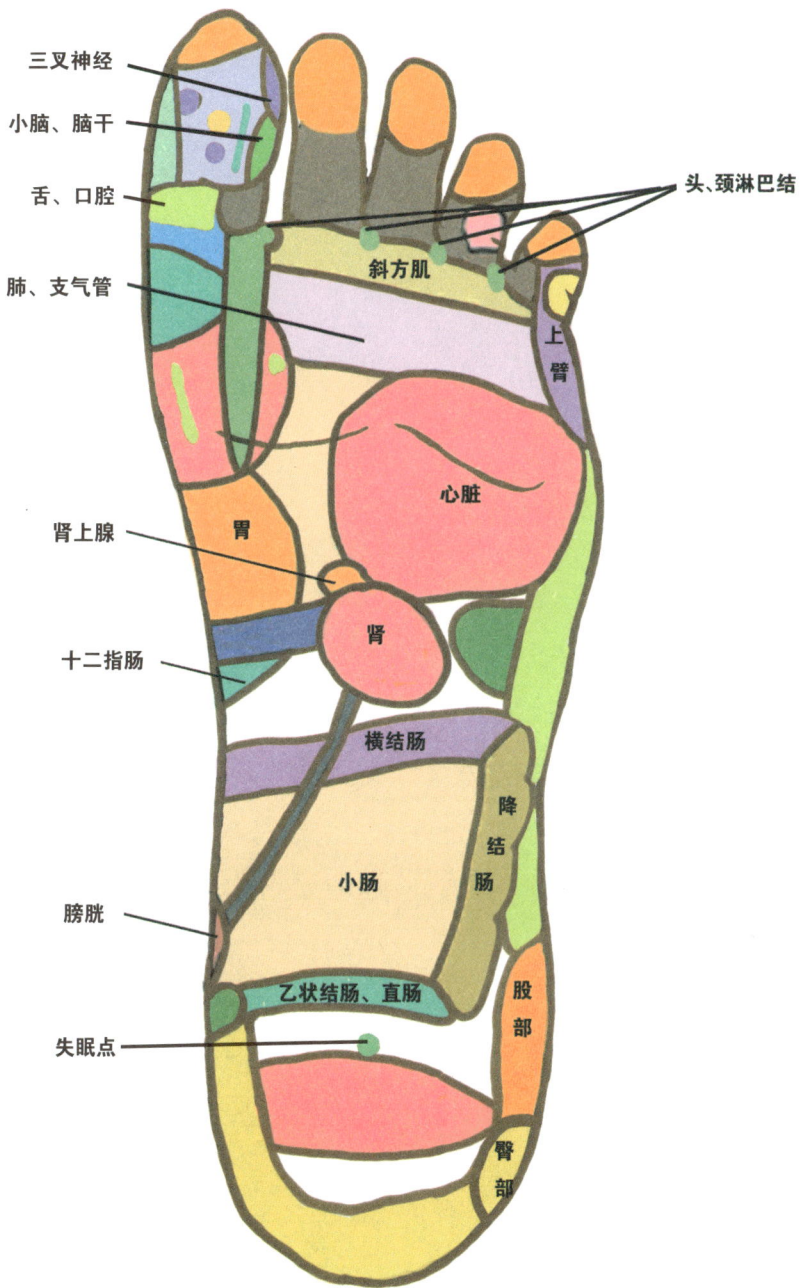

三叉神经

小脑、脑干

舌、口腔

肺、支气管

斜方肌

头、颈淋巴结

上臂

心脏

肾上腺

胃

肾

十二指肠

横结肠

降结肠

膀胱

小肠

股部

乙状结肠、直肠

失眠点

臀部

足底反射区示意图之二